登山

體能訓練必備百科

山本正嘉——著

許懷文・譯　李再立・審訂

從日常登山、攀岩到高地登山，
運動生理學教你不疲累、
更安全的知識與技術

登山の運動生理学百科

EXERCISE PHYSIOLOGY OF
MOUNTAINEERING AND CLIMBING

推薦短語

　　本書以科學的方式重新檢驗許多登山的謬論，紮實的數據與實驗去除盲點，什麼時候該進食、該喝多少水，提出具有論點的訓練方法，讓我重新思考更有效率的健康登山！

登山者、作家　**山女孩 Kit**

推薦序

　　這些年來，我持續推廣登山體能與中高齡登山，不斷嘗試把硬科學轉化為科普知識。

　　約莫十年前，體能觀念在台灣還未受到重視，相關的中文書籍並不多，我閱讀的第一本登山體能翻譯書，就是《登山體能訓練必備百科》的初版（書名為《登山前一定要知道的事》）。本書作者山本正嘉博士，是日本登山生理學研究的代表性人物，當時這樣的題材在台灣幾乎可說是橫空出世，如獲至寶的我反覆閱讀了數次，心想這樣的內容一定會令與我一樣的運動控深感興趣；同時也認知到，我們與國外的登山科研發展離得有多遠。

　　本書也成為我自 2016 年開始推廣登山體能的契機。舉凡數十場演講、在全國登山研討會上發表專文、雜誌專欄的撰寫、山域嚮導培訓課，山本正嘉博士的研究資料絕對是我重要的參考，甚至曾起心動念，想飛去日本跟博士一起學習（笑）。

　　我始終相信，有一天運動科學會成為登山人的必備知識。如今，體能的觀念已逐漸走入眾人視野，很高興終於看到本書的再版，將作者數十年的知識精萃，扎實地呈現在台灣讀者面前。

　　《登山體能訓練必備百科》以科學佐證與實務應用貫穿整本書，內容涵蓋生理、營養、訓練、高海拔等登山需要知道的所有範圍，當登山之路上能獲得如此完整清晰的指南，那麼更卓越的登山世代，就要來臨。

登山體能教練、「山域體能」負責人　**張洀豪**

推薦序

　　1988 年的初秋，在師大校園被 360 度環繞的雪山聖稜所吸引，從此愛上了台灣，投入了山野的懷抱！

　　大一初登武陵四秀，懵懵懂懂，只記得全力往上衝，玩起競速登頂的遊戲；晚上的頭痛，只當作是著涼的反應；大二對運動生理學產生興趣，在幾番研讀後，才恍然聯想，當時或許是初抵高地的不良反應吧！

　　1997 年到花蓮任教，課餘常駐足縱谷，望著雄偉的中央山脈和秀麗的海岸山脈，獨自呼喚內心的山，懷想山上的歌聲。

　　為什麼懷念山和屬於山的人與事呢？我喜愛登山過程人與人間的互動與共鳴。一群愛山的人，本於山野的呼喚，揹負行囊，徜徉於人煙稀罕的山徑，在與世隔絕的曠野中，以汗水洗滌蒙塵的心，以星光照亮晦黯的靈；在謹慎的冒險旅程中，流露對彼此的關懷與信任，賦予相知相惜的摯友。

　　2004 年自英國完成博士學位返國後，專職工作時常填滿心思；身旁的山依舊很近，但卻不再親近。原以為已經與山遠離，但因緣際會，2010 年竟接辦行政院體育委員會「登山嚮導員授證」委外服務案，再次與山結緣；2011 年初接到木馬文化詢問可否校閱本書的電郵，有感於緣分奇妙，立即欣然同意。

　　本書作者山本正嘉先生為日本東京大學教育學部（體育學系）博士，專長為運動生理學，曾任鹿屋體育大學教授兼運動訓練教育研究中心主任，後為鹿屋體育大學榮譽教授。本書概分二部六章，第一部基礎篇，包括前四章（〈登山與健康〉、〈登山與疲勞〉、〈中老年人、女性、小孩的登山活動〉，以及〈登山與體力訓練〉）；第二部發展篇，包括後二章（〈攀岩〉和〈高地登山〉）。

　　「登山運動生理」一直是環境生理學的重要議題，但由於山野環境變數太多，不易親近、控制和複製，因此研究資料寥寥可數。本書主要資料來自作者的實證研究數據和觀察，從研究的嚴謹性而言，這些資料或有待進一步確認的空間，但在資料欠缺的登山運動生理領域，其代表性、應用性和參考價值仍彌足珍貴，值得登山愛好者仔細研讀。

　　台灣山友數百萬，坊間亦有數本登山相關書籍，然而大多聚焦在登山技術指導和登山醫學領域，鮮少討論登山生理反應與適應。本書引用資料揭櫫「平地體力不等於高地適應力」，這樣的論述令人震驚，因為運動生理學的研究印證「體力有助於提升適應力」，但這樣的結果似乎無法完全推論到高地環境！如果平地體力不是高地適應力的主要決定因素，那我們該如何提升高地的適應力呢？本書內容雖已提供相關線索與反思，但若欲釐清全貌，仍有待進一步的研究與探討。

　　欣聞本書付梓，樂為序推薦之；期盼當您漫步在悠長的山路時，除了豐富您的心路外，也請留意生理的反應，體驗身心與環境的連結，讓它成為一條安全之路。

國立體育大學體育推廣學系教授　李再立 博士　謹誌

給臺灣讀者的話

　　去年，我參加了貴國的登山學習團。兩天的時光裡，我和許多登山愛好者進行了充滿意義的愉快互動，這是一段美好的回憶。

　　我還獲邀走訪近郊的低山，山上的氛圍，以及男女老少活力充沛的登山身姿，都讓我深受感動，這與日本的情況非常相似。我還聽說，貴國的登山運動員在喜馬拉雅山等海外山區也很活躍。

　　登山是可以終生享受的一項運動，無論年齡或體力如何，都能以適合自己能力的方式進行。它也非常適合改善我們的身心健康和體力。

　　貴國各地有許多山脈，是可以展開豐富活動的地方。希望本書對大家擁有安全舒適的登山體驗有所幫助。

2023 年 年末
山本正嘉

前言

　　登山中遇到受傷或病痛時，思考該如何處置，這是醫學的範疇；另一方面，思考該如何防患未然，才能更安全、舒適、健康地登山，這些則是運動生理學的範疇。

　　醫學當然很重要，但由於登山是在距離醫療機構遙遠的場所進行，因此運動生理學的角色更為重要；但到目前為止，與登山的醫學相較之下，登山的運動生理學極不發達，本書將以此部分為焦點進行討論。

　　舉例來說，本書中將會探討在山上要如何運用身體才能不疲累地登山，並且會用科學數據來解說平常在平地時要如何做訓練；只要具備這些知識，不僅能舒適地登山，也能預防受傷或生病。另外，也能挑戰更高難度的登山。

　　撰寫本書時，筆者有幾個堅持的地方：

　　第一，不直接告知「這樣做比較好」的 how-to（方式），而是陳述「為何這樣做會比較好」的理由，以一邊呈現實驗數據、一邊詳細說明的方式來撰寫。人體的個別差異很大，登山的內容也是千差萬別，因此只追求 how-to 並沒有多大意義，若賣弄這個知識反而有害。重要的是培養應用能力，能夠理解身

體的組成，配合當時的狀況，由自己判斷該如何讓身體運作。

第二，出示實驗數據時，會盡可能自己動手做實驗。即使從目前的研究結果可以導引出某種程度的預測，但還是根據登山的場合，重新再做一次實驗為佳。另外，會以自己為實驗對象，以自己的身體做確認（攀岩的部分就力有未逮了），因此本書會出現筆者的大量數據，細節部分雖然有個別差異，但大致上符合普遍性原則。

第三，本書不僅是登山的教科書，也是運動生理學、健康科學、運動醫學、訓練科學等領域的入門書，所以盡量不使用專業術語；為了讓讀者可以更容易理解，因此花費許多時間進行撰述，只要具備中學理科和數學的程度，應該就能完全理解。若本書能增加對這個領域有興趣的同好，筆者便備感欣慰。

自己思考該如何才能讓身體運作得更靈活，並努力實踐，是一件很有趣的事。登山的人大概都會跟自己的內心對話吧？同樣的，筆者希望本書能夠成為引導你跟自己的「身體」對話，感受這份既珍貴又不可思議感覺的指南書。期盼對自己的身體有興趣的登山者，以及負責登山安全的登山嚮導，皆能撥冗閱讀。

Contents

第 1 部 基礎篇

Chapter 1
登山與健康

Chapter 2
登山與疲勞

Chapter 3
中老年人、女性、小孩的登山活動　　085

Chapter 4
登山與體力訓練　　103

第 2 部　**發展篇**

Chapter 5
攀岩

Chapter

1

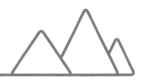

登山與健康

　　登山的理由因人而異。但不論是何種理由，只要上了山就能達到身心健康、神清氣爽的共通點。例如，在眾多登山紀行中的最古典之作──艾德華‧溫柏（Edward Whymper）的《阿爾卑斯攀登記》（1871年出版）最終章中述及「登上阿爾卑斯山對我及人生而言，獲得了最重要的兩樣東西──健康與友情」。

　　另外，以「應該提倡登山的風氣」這句話揭開日本近代登山序幕，並影響後世深遠的志賀重昂，在其著作《日本風景論》（1894年出版）中亦提及登山能恢弘胸襟、神采飛揚、促進精神方面的健康。

　　在歷史更為悠久的13世紀，馬可波羅在其著作《東方見聞錄》中描述中亞山岳：「空氣清澈，對健康有益，所以城鎮、溪谷和平原的居民們若罹患了熱病等疾病，就會馬上到山上。只要在那裡待個兩、三天，即能恢復健康。」（現在這一帶還設有氣喘的療養所。）

　　首先，從登山對健康而言是很有益的運動開始說起，說明這件事的同時，也就說明了登山與運動生理學的關係中最重要的部分。

▌運動與健康

現代社會中，被稱為慢性疾病（成人病）的多種疾病，如高血壓、動脈硬化、心臟病、腦中風、糖尿病等病症正在蔓延。其中最大的原因是運動不足與營養過剩，所以又稱為「運動不足病」。

典型的病例如下所述：運動不足加上營養過剩，體內變成熱量過多的狀態，多餘的熱量則轉換成脂肪囤積體內。脂肪的一部分變成膽固醇，附著在血管（尤其是動脈壁）上，引起動脈硬化；動脈硬化後血管變得狹窄，會引起高血壓。

若動脈持續硬化，最後血管會完全被阻塞；後方的細胞因為得不到氧氣和營養素，會造成細胞壞死。

而動脈硬化又最容易發生在心臟、腦等人體中最重要器官的動脈。若心臟血管阻塞就會引發心臟病，腦血管阻塞就會造成腦中風。

目前，日本人的死因第 1 名是癌症，第 2 名是心臟病，第 3 名是腦中風，第 2 名和第 3 名都與運動不足有深切的關聯。

此外，最近發現某些癌症也與運動不足有很大的關係。

現在的醫療雖然相當進步，但慢性疾病患者的數量卻沒有減少，這是因為它們與其他疾病不同，很難以藥物治療，但只要持續適當地運動，即有明顯的預防和改善效果，所以近幾年來，社會上大力提倡運動。

▎對健康有益的有氧運動

但是，為什麼運動對身體有益呢？

人體的運作與車子的運轉相當類似。讓車子運轉的是引擎。引擎將燃料汽油接觸空氣中的氧氣，使之燃燒，產生能量後讓車子運轉。

另一方面，讓人體運作的則是肌肉。肌肉將食物營養素中的碳水化合物（也稱為「糖分」）與脂肪作為燃料，從空氣中吸取氧氣後使之燃燒，產生能量後讓身體運作。

換句話說，區別只在於能量來源是汽油還是食物，之後的化學反應是完全相同的。

只要運動，脂肪就會轉成燃料燃燒，所以能預防已成為慢性疾病病原的過剩脂肪囤積。另外，燃燒脂肪的時候需要氧氣，因此吸取氧氣的呼吸循環系統器官會變得活絡。

因此，力行運動即能防止膽固醇附著在血管，並消除已經附著的膽固醇，讓血管逐漸恢復正常。

這些將食物營養素以氧氣燃燒方式產生能量的運動，總稱為「有氧運動」（aerobics）。以運動種類來看，長距離的跑步、游泳、越野滑雪等強度低、時間長的持續性運動即為有氧運動，登山也是典型的有氧運動。

此外，人類在非常時期中，還具備了即使無氧也能產生能量的構造，像這樣的運動稱為「無氧運動」（anaerobics）。舉凡短距離跑步、相撲、舉重、擲鉛球等，幾乎不呼吸、在短時間內完成的高強度運動，均為無氧運動（登山領域中的攀岩即屬於這類）。

對健康有益的是運用脂肪和氧氣的有氧運動。無氧運動，由於不會用到脂肪和氧氣，對身體又有強烈負擔，所以視狀況而定，有時對健康是有害的。登山是典型的有氧運動，只要遵循正確的方式，對健康相當有助益。

登山是極佳的有氧運動

有氧運動的代表項目，有慢跑（緩慢地跑步）、步行（尤其指快走）、游泳、騎腳踏車、越野滑雪等。這類運動具有「強度相對上較低」、「進行時間較長」、「運動樣式具規則性」等共通點。

其中，不需要設施和用具的慢跑與步行是最容易的運動。

以前慢跑很受歡迎，對健康的年輕人來說是很好的運動。不過，由於對心臟、血管、骨骼、關節會造成很大的負擔，所以運動不足、身體衰弱、肥胖、中高齡的人士會有受傷或猝死的危險性。

尤其是 1984 年，被稱為「慢跑教祖」的美國人 James F. Fixx（52 歲）在慢跑途中發生心肌梗塞而猝死的衝擊性事件後，直至今日，風氣已逐漸轉移到步行了。

現在流行的步行運動，優點是對身體的負擔比慢跑來得小，任何人都能安全地進行。但這項運動也有問題點，就是單調、容易生膩。

不僅是步行運動，具低強度、長時間、規則性等特性的有氧運動，另一方面也代表了單調。所以，好不容易才下定決心開始運動，卻容易流於五分鐘熱度。現在以步行運動為首的有

氧運動講習會很盛行，但調查講習會後運動習慣的維持率，卻只有 20 ～ 50％。

　　登山的狀況又是如何呢？登山雖是步行運動的一種，但就筆者的意見而言，相對於步行，登山是優點更多、缺點較少的理想運動。

　　例如，在平地步行的話，1 天中最多走 1 ～ 2 小時左右，就達到極限。但是，登山最少也要徒步 2 ～ 3 小時，若是過夜的登山行程，更需要連續步行好幾天。不過，如此長時間的步行卻不會令人感到厭煩，這是很棒的優點。若在實驗室中，以跑步機模擬登山，因為過於單調，所以不太可能持續一整天，但若是在大自然中，卻是一件很簡單的事。

　　此外，在平地步行時的隨意漫走，常流於運動強度過弱，所以建議以快走的速度進行為佳；不過也有人不喜歡快走的匆忙感。

　　登山時，由於揹著背包走在坡道上，所以緩慢前進時的運動強度相當於平地上的快走或是慢跑。換句話說，邊眺望景色、觀察動植物、與同伴聊天或是獨自一人沉思，邊緩慢地徒步前進，對促進健康就有極大的效果。

　　另外，在平地、尤其是市區內運動的時候，會伴隨著空氣汙染的影響、交通事故的危險及人潮擁擠的繁雜等環境上的缺點，可是登山就沒有這些問題。不僅如此，還能享受新鮮的空氣、水與森林浴。

能消耗許多熱量的登山活動

為了健康而做的運動，以 1 天之中，心跳率超過 120 次，時間 30 分鐘左右為基準。

圖 1-1 是比較筆者在日常生活中和登山時 1 天內心跳率的變動。心跳率指的是心臟在 1 分鐘內的跳動次數，所以能推測出運動的強度和熱量的消耗量。

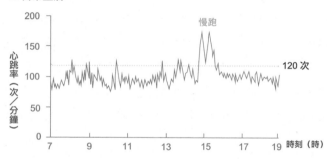

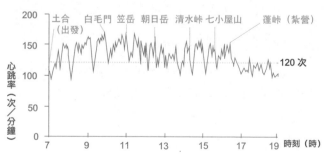

圖 1-1

筆者於日常生活（a）和登山（b）當天的 1 天心跳率比較圖。b 是在殘雪期紮營縱走白川連峰（土合～白毛門～蓬峠～谷川岳）時的第 1 天數據。

　　如圖 1-1，日常生活中，心跳率會超過 120 次的情況，慢跑時有 47 分鐘，其他以外的時間是 14 分鐘，合計 61 分鐘。若沒有慢跑的話，就不符合運動 30 分鐘以上的基準。另一方面，登山的當天有長達 523 分鐘（8.7 小時）是超過 120 次。

　　另外還有別種基準，是 1 天運動要消耗 200 ～ 300 大卡左右的熱量。表 1-1 是列出筆者進行各種登山行程時的熱量消耗量。前 4 列是正式登山時的數據。總消耗熱量依步行時間而變動，高達 5,000 ～ 7,000 大卡。後兩列是與家人健行時的數據。為了配合小孩的速度走得較緩慢，但總計也消耗了超過 1,500 大卡的熱量。如上所述，登山所消耗的熱量是很可觀的，若以馬拉松 2,000 ～ 2,500 大卡的消耗熱量來看，可得知登山消耗的熱量更多。

　　以 1 小時的時間來做比較，登山消耗的熱量比馬拉松少得多，但是登山的運動時間相當長（正式登山是馬拉松的 3 ～ 4 倍），因此能夠輕易地超過馬拉松的熱量消耗。

山名	登山行程種類	行動時間（小時）	平均心跳率（次/分鐘）	消耗熱量	
				1 小時（kcal /時）	總量（kcal）
白毛門～蓬峠（4 月）	紮營縱走	10.0	136.4	686	6862
袈裟丸山～皇海山（10 月）	紮營縱走	7.5	138.9	709	5320
南會津～七岳（5 月）	當天來回縱走	7.9	134.5	669	5287
東北・大朝日岳（9 月）	當天來回縱走	9.3	138.7	708	6588
梅瀨溪谷～大福山（10 月）	健行	4.3	99.1	350	1504
花嫁街道～烏場山（1 月）	健行	4.6	98.7	345	1586

表 1-1

筆者 6 次登山的熱量消耗比較表（從心跳率推測）。

減脂效果出眾的登山

如圖 1-2 所示，有氧運動的燃料為碳水化合物和脂肪，經過混合後燃燒，但燃燒比例會視運動強度與持續時間而變化。

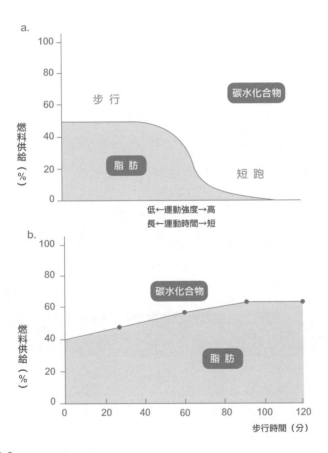

圖 1-2

a：進行各種強度的運動時，脂肪與碳水化合物燃燒比例的差異。
b：中強度運動持續兩小時後，隨著時間的經過，脂肪和碳水化合物的燃燒比例變化。

　　圖 **1-2-a** 是運動強度對兩者燃燒比例的影響。進行步行或慢跑等中低強度的運動時，脂肪和碳水化合物各占了一半；但是進行短跑等高強度運動時，燃燒的卻幾乎只有碳水化合物。

　　圖 **1-2-b**，顯示出運動的持續時間對兩者燃燒比例是否有所影響。以持續進行兩小時能充分燃燒脂肪的中強度運動來觀察兩者的燃燒比例變化；運動開始後，碳水化合物的燃燒比例較高，脂肪則不太燃燒。但隨著運動持續進行，脂肪的燃燒比例則逐漸增加。

　　從這些圖可得知，脂肪在從事長時間中低強度運動時，燃燒量最大，登山就屬於此種類型的運動。

　　另外，登山是在低溫、低氧的山岳環境中進行，在這種環境下，脂肪的燃燒量會比普通環境來得多，所以登山是最適合燃燒脂肪的運動。

　　表 **1-2** 是登山會減少多少脂肪的數據，為筆者親身實驗的結果。筆者於殘雪期進行 15 天的縱走後，體重減輕約 5 公斤。觀察體脂肪量與非脂肪組織量（肌肉、骨骼、內臟等脂肪以外的組織）的變化，可見體重減少量的內容分別是：脂肪約減少 4 公斤（1 天約 260 公克），非脂肪組織量約減少 1 公斤。

　　以前在平地上進行的慢跑或步行運動的減重實驗結果，1 天的脂肪減少量約 30～130 公克；亦即登山的減重效果與平地上減重實驗中成績最好的數據相比，還多了兩倍的效果。表 **1-2** 同時也列出了皮下脂肪厚度（覆蓋在身體表面的脂肪層厚度）的變化，全身多個部位都有減少，尤其是腹部的減少量最大，令人玩味。

　　另外在平地進行減脂訓練時，光是運動還不太夠，所以多

測定項目（單位）	登山前	登山後	變化
體重（kg）	83.2	78.1	-5.1（-6%）
＜身體組成＞			
體脂肪率（%）	20.2	16.5	-3.7
體脂肪量（kg）	16.8	13.0	-3.8（-23%）
非脂肪組織量（kg）	66.4	65.1	-1.3（-2%）
＜皮下組織厚度＞			
胸（mm）	12.5	8.0	-4.5（-36%）
腹（肚臍旁）（mm）	16.0	10.5	-5.5（-34%）
腹（側面）（mm）	23.0	10.0	-13.0（-57%）
背（肩胛骨下方）（mm）	13.0	10.0	-3.0（-23%）
上臂（背面）（mm）	10.0	9.5	-0.5（-5%）
上臂（前面）（mm）	4.5	4.0	-0.5（-11%）
大腿（背面）（mm）	14.5	8.5	-6.0（-41%）
大腿（前面）（mm）	9.0	7.0	-2.0（-22%）
小腿（背面）（mm）	10.0	9.0	-1.0（-10%）

表 1-2

1987 年 4 ～ 5 月，於殘雪期進行日高山脈全山縱走（樂古岳～芽室岳，15 天）時的體重、身體組成、皮下脂肪厚度的變化。體脂肪率是脂肪占體重的百分比，體脂肪量是脂肪占體重中的公斤數，非脂肪組織量是體重減掉體脂肪量後的數值。

會在運動以外再加上飲食限制；目前為止的減重實驗，1 天的飲食攝取量都以 1,200 ～ 1,700 大卡左右為限[1]，相較於此，登山於 1 天內會攝取約 3,000 大卡的熱量，但脂肪卻減少很多。對不想要在忍受飢餓的狀態下減少脂肪的人來說，登山是最好的選擇。

連續 15 天的登山是很特殊的例子，所以試著以一般的登山為實驗來說明。**表 1-3** 是某一個週末（2 天）與隔週週末（1 天），

1　一般日本成人 1 天的攝取熱量為男性 2,400 大卡、女性 1,900 大卡。

測定項目（單位）		登山前	登山後	變化
體重	（kg）	83.4	82.6	-0.8（-1%）
體脂肪率	（%）	16.2	15.3	-0.9
體脂肪量	（kg）	13.5	12.6	-0.9（-7%）
非脂肪組織量	（kg）	69.9	70.0	+0.1（0%）

表 1-3

1994 年 5 月的某個週末攀登南會津的貉森山與七岳，以及隔一週的週末到富士山滑雪登山時的體重、身體組成的變化。

亦即 8 天內登山 3 天的身體變化數據。結果可得知，非脂肪體重沒有變化，只有脂肪減少了約 1 公斤，果然還是有令人滿意的變化。

　　這些實驗的後續發展很有趣。登山後好不容易減少了脂肪，若想要繼續維持，則回到平地後須比平常更努力地鍛鍊；然而，在不登山後，卻常常在不知不覺中就恢復原狀了；因此要定期登山才能確保效果。

　　「這兩個月離山的距離很遠。……覺得身體很沉重，下腹開始囤積的贅肉就是證據，非把它刮掉不可。」這是深田久彌在《我所愛的群山》中說的一段話。

▍長壽村與登山的共通點

　　哈佛大學醫學部的 A. Reef 教授對於即使擁有世界最先進的醫療技術，卻無法拯救無數的慢性疾病患者而感到煩憂，因此前往探訪「長壽村」，調查生活在那裡的人們如何可以保持健康；後來他於 1975 年出版《世界的長壽村》一書。

　　長壽村有：❶位於喜馬拉雅山脈（以亨札山谷而聞名）、安地斯山脈、高加索山脈等高海拔的地方（1,000～2,000 公尺左右），❷居民從事農業或畜牧等長時間的肉體勞動，以及❸營養攝取量少等 3 個共通點。這與登山的條件很類似。登山是個要爬山的運動，所以當然是在海拔高的地方進行；揹著背包在坡道上走上一整天，就類似於農業的勞動；由於背包的容量有限，所以飲食量也會變少。

　　長壽村的居民，就像是每天登山的人一樣，在流行病學的調查報告中，高地居民罹患動脈硬化、高血壓、心臟病等慢性疾病的患者非常少見。

　　表 1-4 是筆者在喜馬拉雅山進行 2 個月的高地登山時，血液中的脂質和血壓的變化數據。膽固醇、動脈硬化指數、中性脂肪以及血壓都有減低，對健康來說是往好的方向變化。

測定項目（單位）		登山前	登山後	變化
<血中脂質>				
總膽固醇	（mg／dl）	210	143	-67（-32%）
LDL 膽固醇	（mg／dl）	117	75	-42（-36%）
HDL 膽固醇	（mg／dl）	68	51	-17（-25%）
動脈硬化指數		2.1	1.8	-0.3（-14%）
中性脂肪	（mg／dl）	12.3	85	-38（-31%）
<靜止時血壓>				
收縮壓	（mg／dl）	135	112	-23（-17%）
舒張壓	（mg／dl）	91	76	-15（-16%）

表 1-4

1995 年 3～5 月約 2 個月的時間攀登喜馬拉雅山（卓奧友峰，8,201 公尺）時，血中膽固醇、動脈硬化指數、中性脂肪以及血壓的變化。

但可惜的是，我們並不能每天都登山。可是，筆者相信只要在盡可能的範圍內去親近山林，就能獲得健康。

離題一下：居住在深山中長生不老的人稱為仙人，而仙人的仙字是「人＋山」；所以說，連這個細節都暗示了山與健康的深切關聯。

▍心靈的健康與登山

登山不僅能帶來身體上的健康，對心靈的健康也很有助益，這對登山愛好者是毋庸贅言的事。

愉悅的登山，能夠讓因日常雜事而疲憊的身心煥然一新，挑戰困難的登山，則能獲得強烈的成就感。

若再挑戰更嚴峻的登山，例如伴隨著危險的冬季登山或攀岩，可藉由面對死亡，而更強烈地感受到「活著」；這在對「生命」的認知感極度不足的現代，是一種不可或缺的體驗。

包含登山在內的各種野外活動，對身心健康的維持與增進都有極大的效果，歐美自古以來就很重視野外活動，並且積極將之導入孩童的教育之中。

舉例來說，有以一般孩童為對象的冒險營，或是針對肥胖兒童、拒絕上學者、問題學生、犯罪少年等為對象的野外露營，這些活動的成效顯著。

另一方面，現在於日本的中老年人之間，則相當盛行登山運動。不需要特殊的技術，按照體力狀況即能享受的登山，只要在充分考量安全性的情況下，選擇出適當的山岳，就是中老年人最好的一項運動。

　　日本從以前開始，就很流行像是以「四國八十八箇所」[2]為代表的札所巡禮，寺院大多位於山上，要爬上綿延的坡道和階梯才能參拜，以自己的雙腳走在山林間與虔誠祈禱的相乘效果，更能達到心靈與身體的健康。

　　現在，在中老年登山者間盛行的登日本百名山，也是一種札所巡禮的變形，藉由登山增進肉體的健康，以及登頂後精神上的滿足感，能為身心健康帶來極大的正面效果。

2　四國八十八箇所是位於德島縣、高知縣、愛媛縣、香川縣等 88 處與弘法大師（空海）有淵源的靈場（寺院），也簡稱為「八十八箇所」，或稱「四國靈場」。巡拜四國八十八箇所則稱為「四國遍路」、「四國巡禮」。

Chapter

2

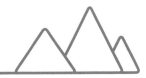

登山與疲勞

　　登山雖然很愉悅，但也會產生疲勞。當運動生理學的知識運用在登山時，每個人最想知道的大概就是「要如何行走才不會精疲力盡」吧！學習運動生理學的知識並不能讓疲勞一掃而空，但的確能讓登山者在安全的狀態下輕鬆一些。

　　前一章提及，讓人體運作的肌肉與讓車子運轉的引擎，都是以同一原理產生能量。只要知道引擎的基本性質，遵守必要的注意事項，就能隨時順利發動引擎；但是，若不知道性質或是知道卻胡亂駕駛的話，就會引起各式各樣的問題。人的運動也一樣，疲勞常是肇因於漠視人體的引擎，亦即肌肉的性質所引起的問題。

　　疲勞的原因並非只有一種，而是有好幾種，對策也是各自不同，所以登山上、下坡時的疲勞，若不知是由何種原因所引起的，就無法提出有效的對策，以登山來說，疲勞的種類少說也有 4 種，接下來就依序說明，並商討對策。

| 1 |
上坡引起的疲勞

一提到登山上坡的疲勞，首先浮現眼前的大概就是精疲力盡的模樣吧！老手會在不自覺中分配好速度，悠閒地登山，所以不太會出現疲勞；但新手卻總是因為走得太快而耗盡體力。

圖 2-1 就是調查這個現象的實驗。測量老手與新手以自己的步伐攀登富士山半山腰時的心跳率和「疲勞程度」。

老手會以一定的速度緩慢前進，所以心跳率維持在每分鐘 150 ～ 160 次之間；另一方面，新手前進的速度過快，心跳率超過每分鐘 180 次，因此會逐漸感到疲勞，造成後段速度變慢，休息次數增加。結果是老手最先抵達目的地，神情輕鬆、不費力；新手則較慢抵達，而且步伐沉重，正是所謂的「欲速則不達」。

為何行進速度太快就會精疲力盡呢？要如何行進才不會感到疲勞呢？接下來就邊做實驗邊來探討。

以跑步機模擬登山上坡

跑步機是有步行與跑步機能的大型皮帶輸送機，可變化速度和傾斜度。使用這台機器，即能在實驗室中模擬上坡的狀態。

以跑步機上坡時，必須設定❶傾斜度、❷步行速度、❸背包重量等 3 個負荷條件。實際登山時這些條件千差萬別，但為了實驗上的方便，所以先以最具代表性的數值來設定。

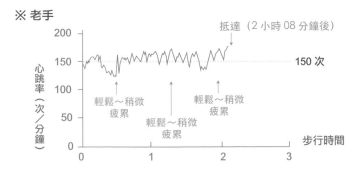

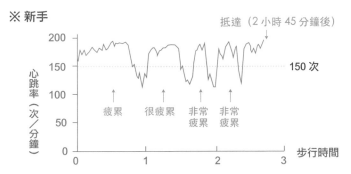

圖 2-1

老手與新手以自由的步伐登山時，心跳率和「疲累程度」的比較。揹 20 公斤的背包，從富士山～須走口的 1,100 公尺走到 1,960 公尺（5 合目）。心跳率高的地方代表行進中，低的地方為休息中。老手會採取 1 分鐘左右的「站立休息」，防止心跳率過快。

　　以一般當天往返的登山為例，背包的重量（包含服裝和鞋在內）約 10 公斤；接著是傾斜度和步行速度，從連續好幾個登山行程中（攀登東京近郊、丹澤塔岳的大倉尾根等），以步行距離、高度差以及指南書上記載的標準行程時間等 3 者的關係為基礎，經計算得出傾斜度約 8 度、步行速度約每分鐘 40 ～ 50 公尺，以此條件步行一段路程（50 分鐘），相當於登上 300 公尺的高度差。

本書接下來均以此數值作為當天往返登山的標準負荷。

上坡與平地步行的差異

上坡與空手在平地步行不同，必須揹著背包走坡道，因此若不「緩慢」前進，就會弄得精疲力盡。這是很理所當然的事。但是，當被問及為何快速行走就會疲累呢？以及要以何種速度緩慢前進最好呢？能馬上回答的人卻很少。

因此，如圖 2-2，試著以跑步機分別在❶揹著背包行走坡道（上坡）與❷空手行走平地（普通的步行），以心跳率為指標，比較身體的負荷有何差異，實驗的對象為筆者自己。在❶中，跑步機設定傾斜 8 度，揹著 10 公斤的背包行走，步行速度以每分鐘15公尺的極慢速度開始，每5分鐘增加速度15公尺／分鐘，在❷中，將跑步機設定為水平狀態，空手步行。步行速度由速度 60 公尺／分鐘開始，每隔 5 分鐘增加速度 20 公尺／分鐘，持續到接近力竭為止（速度 240 公尺／分鐘）。這種運動方法稱為「漸增負荷運動」，常運用在運動生理學的實驗中。

從圖 2-2 的結果顯示出，❶、❷均為速度越快、心跳率越高，對身體的負荷度也逐步增加；但是，同一速度下的心跳率則完全不同。

以速度 110 公尺／分鐘（相當於平地步行時的快走）時的狀況來看，此速度在平地步行時的心跳率約為 110 次，這對身體是很輕的運動負荷。但是以同樣 110 公尺／分鐘的速度登山時，心跳率約達到 190 次，這幾乎是筆者心跳率的上限，對身體造成極度強大的負荷。

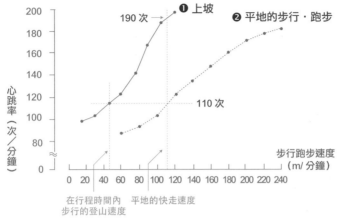

圖 2-2

❶登山與❷平地的步行‧跑步，以跑步機模擬時的反應。在❷中，速度到 120 公尺／分鐘為止為步行，140 公尺／分鐘以上為跑步。❶、❷均每隔 5 分鐘逐漸增加速度，直到力竭為止。

　　換句話說，在平地快走對身體而言為適度的負荷，是很好的運動；相對於此，若以相同速度進行登山的話，則會對身體造成極大的負荷。

　　因此，為了以相當於平地快走的適當負荷進行登山，步行速度要減緩多少才行呢？

　　查看圖 2-2，心跳率為 110 次時，其登山速度約為每分鐘45 公尺；亦即若要以平地步行同樣的負荷進行登山，就要將步行速度減低至平地步行的一半以下。

　　從圖中可得知，這樣的關係不僅出現在心跳率是 110 次時，而是不論在哪種心跳率時都是成立的。因此，對於本章開頭的提問「要如何行進才不會感到疲勞呢？」的答案，就是「以平地步行的一半以下的速度前進」。

　　每分鐘 45 公尺的速度相當於登山時以標準行程時間步行的速度，亦即以標準行程時間登山，相當於平地上的快走，所以兩者對健康都很有益。

疲勞物質——乳酸

　　接下來透過實驗，探究為何走得快就會感到疲勞。圖 2-3 是筆者在標準傾斜（8度）的跑步機上，揹著標準重量（10公斤）

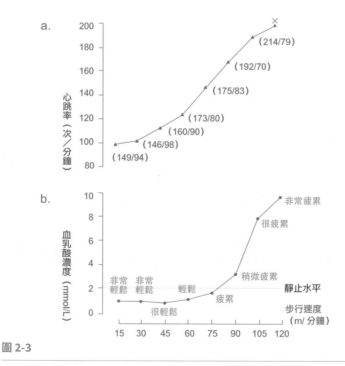

圖 2-3

筆者以跑步機模擬登山上坡時，心跳率與血乳酸濃度的反應。逐漸增加步行速度，一直走到疲累為止。圖 a 括號內表示的數值為血壓（收縮壓／舒張壓）；圖 b 是主觀感覺的「疲累程度」。

的背包，持續遞增步行速度時的心跳率和血乳酸濃度的變化。

心跳率（圖 2-3-a）隨著步行速度加快而逐漸增加，增加方式幾乎呈一直線，亦即與步行速度成正比增加。

接著，觀察乳酸濃度（圖 2-3-b）的變化。乳酸被稱為「疲勞物質」[1]，此數值與心跳率不同，到某步行速度（速度 75 公尺／分鐘左右）為止前幾乎都不會增加，超過此速度後則急速增加。

從此圖可得知，以某速度以下前進就不會感到疲勞，但若以這個速度以上前進，乳酸就會急速累積而造成疲勞。

乳酸濃度的旁邊，還標示了每種運動感受到的「疲累程度」。一開始是「非常輕鬆」，隨著步行速度加快、疲累程度也逐漸增加，乳酸開始增多的時候就會變成「稍微疲累」～「疲累」。可得知當乳酸一出現，大腦就會開始感到疲累。

乳酸濃度開始增加的時機點稱為「無氧閾值」（anaerobic threshold，簡稱 AT）。圖 2-3 中，筆者的無氧閾值位於速度 80 公尺／分鐘的附近，所以若筆者以 80 公尺／分鐘以下的速度步行，即可在不疲勞的狀態下長時間步行。標準行程時間的步行速度為每分鐘 40 ～ 50 公尺，因此是以其 1.5 ～ 2 倍的速度前進（這並非是筆者的體力特別強的緣故，而是標準行程時間原本就是設定在一般成人遊刃有餘的狀態）。

1　正確地說，乳酸並非疲勞物質，伴隨著乳酸的產生，會生出等量的氫離子，使得肌肉變成酸性，因而引發疲勞。不過一般多以「乳酸累積就會引起疲勞」的方式敘述。

自己的步伐＝無氧閾值

實際的山岳，並不會固定在傾斜 8 度，而是隨時變化；另外背包也不一定剛好是 10 公斤，端視行程內容而定。

圖 2-4 是顯示 5 種變化的傾斜度和背包重量，以漸增負荷法進行跑步機登山時的乳酸反應。

以❶傾斜 8 度、背包 10 公斤行走為基準時，若❷傾斜度變大或❸背包變重，無氧閾值會向左移動，亦即在這樣的狀態下，若沒有走得比平常還要緩慢，就會產生乳酸。

相反的，當❹背包變輕或❺傾斜度變小，無氧閾值會向右方移動，亦即在這樣的情況下，即使走得快一些也不會產生乳酸。登山老手在各式各樣的狀態變化下，會下意識地調節步行速度，以避免產生乳酸。

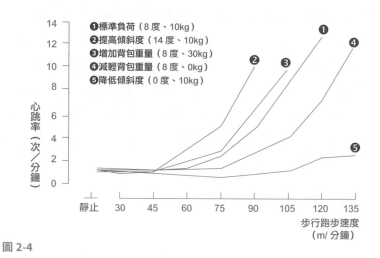

圖 2-4

在跑步機上更動傾斜度和背包重量，進行與圖 2-3 同樣的漸增負荷運動時血乳酸濃度的變化。

季節	實驗對象	血乳酸濃度（mmol/L）	心跳率（次／分鐘）	主觀的運動強度	備註
夏山	9 名（男性）	1.9±0.9（1.1.～4.2）	150.0±5.9（143~157）	13.2±1.6（11~16）	攀登北阿爾卑斯立山雷鳥澤時的測定。行走夏季路徑。
冬山	10 名（男性）	2.0±0.8（1.2~3.2）	143.3±12.1（126~162）	13.5±1.7（12~17）	攀登北阿爾卑斯前大日岳時的測定。以滑雪裝備排雪前進登山。

表 2-1

參加文部省登山研修所的大學登山社領隊研修會的男大學生，揹約 30 公斤的背包、以自己的步伐登山時的血乳酸濃度、心跳率、主觀的運動強度。數值以平均數和標準差呈現，括號中的數值表示範圍。

　　表 2-1 是大學登山社的成員在夏山和冬山時，揹約 30 公斤背包登山時的血乳酸濃度、心跳率、主觀的運動強度（疲累程度）的調查數據。血乳酸濃度，不論夏山、冬山都剛好在 2 毫摩爾／公升的程度，可得知其步行速度控制在無氧閾值以下。

　　登山的技術書籍中提及，為了防止疲勞，必須以自己的步伐、緩慢前進。自己的步伐若轉換成運動生理學的詞彙來說，就是不產生乳酸的速度，亦即以無氧閾值以下的速度步行；若要說自己的步伐就等同於無氧閾值也不為過。

步伐速度的個別差異

　　多人一起登山時會發現，有的人即使快速行走也不會疲累，但有的人卻只要稍微走快一點就馬上氣喘吁吁；步伐速度存在著很大的個別差異。

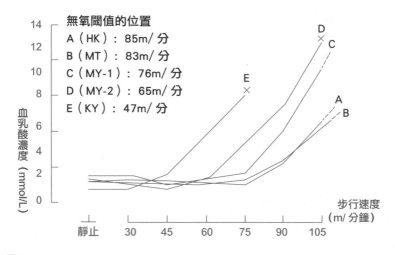

圖 2-5

無氧閾值的個人差異。×代表因力竭而無法繼續運動的意思。越是訓練有素的人，越能在不產生乳酸的情況下快速前進。

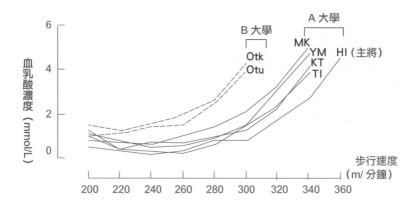

圖 2-6

長跑選手的無氧閾值。A群是每年參加箱根馬拉松接力賽的大學主力選手，B群是相較之下實力較低的大學選手；越優秀的選手的無氧閾值會越偏向右方的位置。

　　圖 2-5 是 4 位男性和 1 位女性揹 15 公斤背包在傾斜 10 度的跑步機上，邊增加速度邊步行時的乳酸濃度反應。

　　A 和 B 分別是登山家小西浩文與戶高雅史的數據，C 和 D 則均為筆者（普通的登山家）的數據，C 是為了準備攀登喜馬拉雅山的體力訓練狀態，D 是經過長時間攀登喜馬拉雅山後體力衰退時的數據，E 是女性登山新手的數據。

　　無氧閾值為 A ≒ B ＞ C ＞ D ＞ E 的順序。而且，A、B 與 E 之間有將近兩倍的能力差距。因此 A ～ E 若組成一隊，要讓全員都能舒適地行走，就必須配合能力最低之 E 的無氧閾值速度。另外，若 A ～ E 進行登山競賽，則 A 與 B 應該會最快抵達終點，E 則會最慢抵達。

　　無氧閾值的位置，除了訓練程度以外，還會因年齡和性別而有所差別。一般而言，孩童、中老年者與成人相比，無氧閾值較低；另外，女性也比男性低。

　　圖 2-6 顯示出長跑選手的無氧閾值；他們在水平狀態的跑步機上，空手並漸增速度步行。實線的 5 名數據是每年參加箱根馬拉松接力賽的 A 大學主力選手，虛線的兩名數據是與之相比、實力較低的 B 大學選手。

　　A 大學選手的無氧閾值（速度 300 公尺／分鐘前後）與 B 大學選手的無氧閾值（速度 260 公尺／分鐘前後）相比，明顯地偏向右方；另外 A 大學的選手中，又以擔任「花之二區」[2] 之最長距離區間的主力跑者的無氧閾值最偏向右方（速度約 320

2　「箱根馬拉松接力賽」（箱根駅伝），是日本關東地區於每年 1 月舉辦的公路接力賽跑（road relay），參賽者為各大學的田徑選手。比賽依場地分段進行，在 2006 年的第 82 屆賽事中，由於中繼站的改變而使得第二區的總長長達 23.2 公里，各校紛紛投入最優秀的選手應戰，故被稱為「花之二區」。

公尺／分鐘）；另外，筆者在嘗試同樣測試時，無氧閾值為速度 150 公尺／分鐘；由此可知，長跑選手的無氧閾值是相當傑出的。

觀察圖 2-5 和圖 2-6，與其說優秀登山家和長距離跑者忍受疲勞的能力較佳，倒不如說是「能在不疲勞狀態下運動的能力較佳」；也可以說「若不想要精疲力竭，就必須維持無氧閾值的速度。若想走得快些，就必須經由訓練提高無氧閾值」（訓練方法請參照第 4 章）。

決定自己步伐的方法

老手無須特別意識也會維持自己的步伐，但新手卻做不到；話雖如此，在登山中也無法先測量血乳酸濃度後，再來決定自己的步伐。這時可參考並用下述的兩項指標。

（1）心跳率

測量老手登山時的心跳率，不論夏山、冬山或背包重量、登山道的傾斜狀況為何，都不會超過 150～160 次／分鐘。這個心跳率，相當於有體力年輕人的無氧閾值。因此年輕有體力的人，只要以 150～160 次以下的心跳率登山，就能在不產生乳酸的狀態下步行。但是，中老年人由於心臟能力降低，所以必須以較低的心跳率行走。下列是不論年齡或性別均適用的目標心跳率之求得方式。

目標心跳率≒（220－年齡）×0.75

年齡	20 世代	30 世代	40 世代	50 世代	60 世代	70 世代
目標心跳率 （次/分鐘）	140~150	135~145	125~135	120~130	110~120	105~115

表 2-2

以年齡別呈現登山時的目標心跳率。目標值會隨著年齡增加而降低。另外心跳率的個別差異很大，所以並非為絕對的基準，請注意。

這個算式，代表無氧閾值位於自己最大心跳率（220−年齡）的 75％左右，所以以此心跳率為目標步行，就能長時間行走而不會精疲力竭。以 50 歲的人為例，最大心跳率為 220 − 50 歲＝170 次，其 75％的 128 次即為目標心跳率。表 2-2 是針對新手而製成的年齡別目標心跳率一覽表。

心跳率可以用手指輕壓手腕測量，也可將手放在左胸（心臟上方）或頸部（頸動脈上方）測量。心跳率在休息後就會馬上降低，所以休息之後才測量是毫無意義的。一旦停下腳步就必須立刻測量，或是像圖中在行走途中停下來測量。

```
20
19  非常累 (very,very hard)
18
17  很累 (very hard)
16
15  累 (hard)
14
13  有點累 (somewhat hard)
12
11  輕鬆 (fairly light)
10
 9  很輕鬆 (very light)
 8
 7  非常輕鬆 (very,very light)
 6
```

（2）主觀的運動強度

由瑞典的心理學者 G. Borg 設計的指標，如表 2-3 所示，將運動時大腦感受到的「疲累程度」，以

表 2-3

主觀的運動強度。由 G. Borg（1973）發表的「努力自覺表」指標；左端的數值看似無意義，但其實乘以 10 倍後相當於心跳率。

語言和數值的標準呈現；乍看下像是非科學性的指標，但使用習慣後，就能很正確地掌握自己身體的負荷程度。

觀察圖 2-3（頁 20）和表 2-1（頁 23），即可得知當乳酸開始出現時，就會有「有點累」～「累」的感覺。乳酸產生、開始疲勞後，大腦就會發出疲累的訊號。

因此，只要以不到「有點累」的速度行進，就能預防乳酸產生。大腦是守護身體避免過度負荷的司令塔，「累」就是身體遭受過度負荷時的警告訊號。

BOX │ 階梯登高與登山的速度比較

筆者以前曾觀察過爬車站階梯的人的登高速度。車站的階梯為 30 ～ 40 階左右，1 階的高度幾乎均為 16 公分，因此高度差有 5 ～ 6 公尺。

調查「在擁擠的通勤時間外，以自己的速度緩慢爬階梯的人」的登高速度，大多在 20 ～ 30 秒內爬完。換算成登山時 1 段（50 分鐘）的登高，得出 700 ～ 800 公尺的數字。

另一方面，在山上以標準行程時間登山，1 段約可爬 300 公尺。因此，爬階梯是以登山兩倍以上的高速度進行。

車站階梯的傾斜度約為 25 度，這屬於登山道中最疲累的種類。根據《跑步登山》的作者──已故的下嶋溪的調查，以急陡坡著名的北岳大樺澤有 25.5 度，谷川岳的巖剛新道有 24.4 度（最陡的是攀登南阿爾卑斯山笊岳的大武刀尾根，據說有 29.1 度）。

換句話說，在我們日常生活中爬上階梯的時候，竟

然是以攀登最傾斜、最疲累的登山道的兩倍以上速度在前
進！

　　能夠輕鬆做到這樣是因為階梯的高度差只有 5～6 公
尺；但是在高度差達數百公尺的山岳，就不適用這樣的速
度。新手容易在登山時感到精疲力盡，大概是因為腦中存
著日常生活中爬階梯時的速度，到了山上還繼續以同樣的
速度登山的緣故吧。

　　因此，登山時必須以平地步行時的一半速度前進，不
然就會耗盡體力；跟階梯步行比較起來，也必須將速度放
慢至一半以下。

| 2 |
下坡引起的疲勞

　　提到登山上坡時產生的疲勞，大概很少人會聯想到下坡
吧！尤其是新手，很多人都認為下坡是很輕鬆的動作。

　　不過，下坡也是會引起疲勞的，而且這種疲勞，在某種意
義上還比上坡時的疲勞來得嚴重，這是因為下坡與意外發生有
很密切的關聯。

　　登山意外的原因中，最多的是跌落、滑落、跌倒，約占全
體的一半，其中跌落和滑落多為跌倒後引起，所以最大的意外
肇因，可說就是「跌倒」。

跌倒大多發生在下坡時，而非上坡，最近急增的中老年人意外，也是以此類型最為顯著。筆者詢問過中老年登山者的嚮導，其中很多人覺得「中老年登山者上坡時還算順利，但下坡就沒辦法了，總是擔心他們何時會跌倒」。

雖然下坡在技術上算是困難的，但不僅如此，下坡時引起的疲勞也是造成跌倒的主要原因之一。

上坡與下坡的差異

下坡容易讓人覺得輕鬆，是因為心臟和肺部不會感到難受的緣故，接下來以物理學的用語來說明。

上坡是將自己的身體向上提起，為了增加位能，肌肉必須使用能量才能運作。為了產生這個能量，必須要有大量的氧氣，因此會對肺部和心臟造成較大的負擔。

另一方面，下坡時是將位能轉變成動能，所以只要善加利用就不太需要能量。舉例來說，騎腳踏車下坡或以直滑而下的方式滑雪，幾乎不會用到運動的能量。

但在下坡時，卻無法完全不使用到動能，這是因為要以適當的速度下坡，就必須以肌力來做煞車的動作（與車子行駛下坡路段時必須用引擎煞車是同樣的道理），但是與上坡相比，所需能量則小得多。經實際測試，筆者等人在登山時使用的能量，下坡時剛好是上坡時的一半。

下坡時因為只吸取少量氧氣，所以心跳率不太會變高，也幾乎不會累積乳酸。圖 2-7 是使用跑步機，以上升 8 度的上坡和下降 8 度的下坡、揹 10 公斤背包，邊漸增速度邊行走時所測

量的乳酸濃度、心跳率、主觀的運動強度的比較。

　　上坡時，若加快行走速度，心跳率和乳酸濃度就會急速上升；相對於此的下坡，即使用跑的，心跳率也不太會變高，乳酸也幾乎不會出現，疲累程度也低。

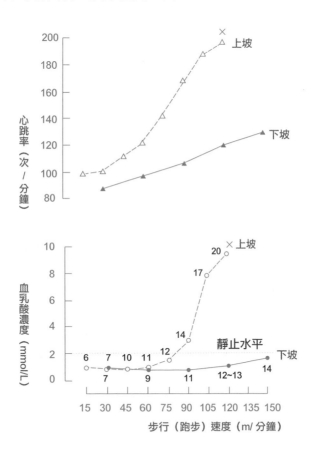

圖 2-7

在跑步機上以傾斜 8 度的上坡與下坡，邊漸增速度邊步行比較心跳率、乳酸濃度、主觀的運動強度（標示在乳酸濃度旁）。下坡時雖然以速度 150 公尺／分鐘跑步前進，但心跳率和乳酸濃度都不太增加。× 表示在運動途中達到力竭的狀態。

▋下坡引起的疲勞——肌肉的損傷

下坡會引起什麼樣的疲勞呢？使用跑步機以自己為實驗對象，在某天設定上坡高度為 1,000 公尺，另外一天則設定為下坡 1,000 公尺。

圖 2-8 為心跳率反應的比較圖。上坡時，一開始是 120 次，最後上升到 170 次，感到很疲累；相對於此，從開始下坡到結束為止，心跳率都保持在 120 次上下，幾乎感受不到疲累。從對心肺系統的負擔來看，下坡的確是輕鬆的。

但是請觀察圖 2-9，圖中顯示出血液中叫作「肌酸激酶」（CPK）的物質在各自運動後的變化。肌酸激酶是肌肉細胞損傷時出現在血液中的物質，上坡後幾乎沒有增加，但下坡後卻大幅度地增加了；亦即，上坡時肌肉細胞幾乎沒有損傷，但下坡時卻造成了大量損傷。

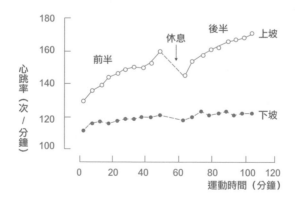

圖 2-8

在不同的日子以跑步機進行上坡與下坡 1,000 公尺高度時的心跳率比較。兩者都是負重 10 公斤、傾斜 10 度，速度為每分鐘 60 公尺，途中包含 10 分鐘的休息，總計步行約 1.5 個小時。

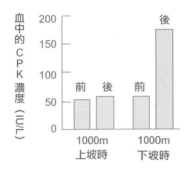

圖 2-9

上坡 1,000 公尺與下坡 1,000 公尺時的運動前後血中 CPK 濃度。上坡時的 CPK 濃度幾乎沒有變化，但下坡時在運動後有大幅增加。

　　一起觀察圖 2-8 與圖 2-9，上坡時對心肺系統造成很大的負擔，但對肌肉卻幾乎沒有損傷；另一方面，下坡對心肺系統的負擔較小，但對肌肉卻是非常大的損傷。

　　對心肺系統造成的負擔，藉由心悸和呼吸困難等反應，能馬上讓大腦感到「疲累」；但是肌肉中小細胞的損傷，當下卻無法得知，因此容易引起上坡辛苦、下坡輕鬆的錯覺；事實上，只是疲累的「本質」不同，下坡絕非是項輕鬆的運動。

▍肌肉痛即肌肉損傷的訊號

　　肌肉細胞的損傷，不會在運動時被發現，而是在運動後一段時間、出現某些症狀時才會得知。症狀指的就是「肌肉疼痛」。肌肉疼痛，是肌肉細胞損壞時引起發炎的疼痛。

　　由於肌肉疼痛不會在登山期間出現，所以無法分辨是在上坡時引起，還是在下坡時引起的。接下來的實驗是在大樓等高建築物，進行「❶走樓梯上樓，搭電梯下樓」、「❷搭電梯上樓，走樓梯下樓」的運動，分別來回幾次，在不同日子進行。被實

驗的對象，最好是平常不太運動的人。

　　乍看之下，❶比較會引起肌肉疼痛，但其實不然。❶在運動進行中最疲累，但之後卻不會有肌肉疼痛；相反的，❷在運動中很輕鬆，但隔天就會出現嚴重的肌肉疼痛。換句話說，肌肉疼痛是下樓時特有的現象。

　　平時就常去爬山的人，或在平地經常作訓練的人，即便登山也不會引起肌肉疼痛，由於腿部的肌腱經過鍛鍊，所以下坡時肌肉幾乎不會有損傷。

　　相對於此，平常不太運動的人若去登山，會有好幾天處於肌肉疼痛的狀況，肌腱不夠力，無法承受下坡時的壓力，所以會造成大量肌肉細胞的損傷。

　　若肌腱損傷，為了處理廢物（氮化合物），也會造成腎臟極大的負擔。會產生肌肉疼痛的登山，稱不上是健康的運動。另外，肌肉細胞的損傷，與接下來要說明的跌倒意外也有很密切的關聯。

▎下坡時會急速疲累的腿部肌力

　　下坡容易造成肌肉細胞損傷的理由，以圖 2-10 的上下樓梯來做說明。

　　登山最重要的是大腿前面的肌肉（股四頭肌），這條肌肉在上坡時會邊縮短邊施展力量（a），下坡時則邊拉長邊施展力量（b）；在運動生理學的用語中，前者稱為「向心收縮」，後者稱為「離心收縮」。

　　簡單地說，前者對肌腱而言是自然的收縮方式，但後者則

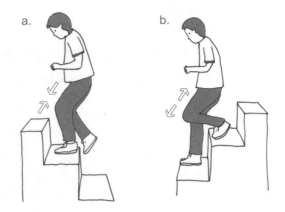

圖 2-10

上樓梯與下樓梯時，使用大腿股四頭肌方式的差異。上樓時如同 a，肌腱會邊縮短（→←）邊施展力量。下樓時如同 b，肌腱會邊拉長（←→）邊施展力量。後者為不自然的肌腱收縮方式，所以容易造成肌肉細胞的損壞。

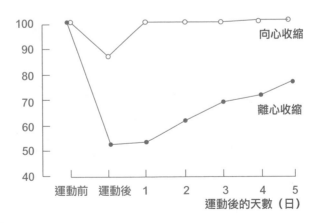

圖 2-11

使用上臂肱二頭肌（上臂隆起的肌肉），以全力反覆進行向心收縮和離心收縮時肌力降低的情形。試驗者為 15 位女大學生，各自進行 24 次、每次 5 秒鐘的全力運動。進行離心收縮時，肌力大幅度地降低，運動後也很難恢復原狀。

是不自然的收縮方式；肌力不足的人若進行如後者的運動，就會造成肌肉細胞的損傷。

若肌肉細胞損傷，肌力就會降低。圖 2-11 顯示使用手臂的肌腱，各自以同樣次數反覆進行向心收縮和離心收縮時，肌力降低的情況。

進行向心收縮時的肌力雖然也會降低，但降低率小，恢復原狀的速度也較快；但是，進行離心收縮時肌力會大幅度下降，即便經過數日也無法恢復原狀。

運用到登山來看，在上坡時會進行向心收縮，所以肌力不會降低太多。但是下坡時由於會反覆進行離心收縮，所以腳力較弱的人，肌力會急速降低。

若腳力降低，雙腿用力支撐體重的動作會變得不靈活，所以稍不注意就容易跌倒。

下坡時常會出現「雙腳使不上力」、「腿部顫抖」、「膝蓋搖晃」等問題，這些都是反覆進行離心收縮，使得腳力降低的明顯徵兆。

▎下坡時的著地衝擊是上坡時的兩倍

下坡容易跌倒的理由還有一個，使用壓力板的裝置進行❶平地步行、❷平地慢跑、❸爬上落差 30 公分的階梯（假設是上坡）、❹走下落差 30 公分的階梯（假設是下坡）等 4 種運動時，測量腳部受到地面的衝擊力。圖 2-12 為其結果。平地步行時，只有幾乎與體重同等的力道緩緩反彈，但慢跑時卻有兩倍體重的力量在著地的瞬間一舉反彈。

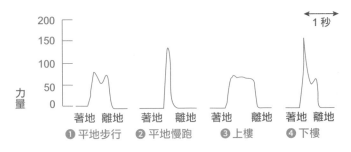

圖 2-12

測量平地步行、慢跑以及上下樓梯（落差 30 公分），在著地時腳部受到地面的衝擊力。試驗者為筆者自己，各自進行 10 次以上的測試，擷取代表性的數據。下樓時與慢跑相同，在著地時的瞬間有兩倍體重的力道反彈在單腳上。

　　上下樓梯時的狀況是如何呢？上樓梯時，只有與體重幾乎同等的力道緩緩反彈；相對於此，下樓時是上樓的兩倍（亦即體重的兩倍）力量，在著地時的瞬間一舉反彈。這個實驗是空手進行，若揹著背包當然會造成更大的衝擊力。

　　上樓梯、下樓梯時受到的衝擊力，若以平地運動來舉例，上樓相當於步行，下樓則為慢跑。登山時的下坡，即使看起來是在步行，但實際上卻是如慢跑般、受到巨大壓力的運動。

　　在扭傷腳時試著上下樓梯看看，從疼痛的差異即能深刻體會。另外，下坡容易造成膝蓋和腰部的疼痛，若將它視為是慢跑般的運動就能理解。

　　為了健康而在平地運動，由於慢跑會對膝蓋和腰部造成很大的負擔，運動不足的人或中老年人最好避開為佳；登山的人，則要謹記進行如此具壓力的運動時，必須拉長時間。

　　對抗強烈的著地衝擊、支撐體重的重責大任就是大腿股四頭肌。這條肌肉在下坡時反覆進行離心收縮，造成肌力大幅度

降低的可能性。換句話說，下坡時在腿部肌力的降低和強烈著
地衝擊的加乘作用下，變得無法支撐體重，因而容易引發跌倒。

▎預防下坡疲勞的方法

大致分為兩種方法，其一為採取不施加壓力在大腿股四頭
肌上的步行方式（技術上的改善），其二為訓練大腿股四頭肌，
使其強化至能承受較大的壓力（體力上的改造）。後者將於第 4
章詳述，這裡僅就前者說明。

（1）步行技術

圖 2-13 是利用樓梯進行各種下樓方式以比較著地的衝擊
力量，從結果得知：下樓方式不同，會大大改變著地衝擊的力
量。

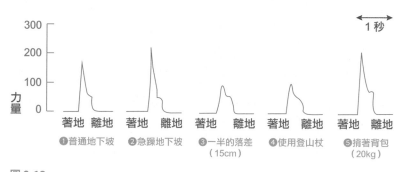

圖 2-13

以各種下坡的方式，空手走下落差 30 公分的階梯時，著地衝擊力的差異。
❶普通地下坡（亦即邊吸收衝擊）；❷沒有吸收衝擊急躁地下坡；❸將落差分成一
半（15 公分）；❹使用兩根登山杖吸收手臂的衝擊力；❺揹著 20 公斤的背包。試
驗者是筆者本身，各自作 10 次以上的測試，擷取代表性的數據。

　　舉例來說，❶與❷相比，有無利用膝關節的緩衝，在衝擊力量上有很大的差異。登山老手在下坡時，會靈活地運用膝關節吸收著地的衝擊。明治時代，活躍於日本阿爾卑斯山開拓期的知名嚮導上條嘉門次，聽說教導槇有恒「在山裡行走的時候要像貓一般」。

　　慢慢下坡很重要，若跑步下坡，衝擊力量會倍增。縮小步伐寬度也要重視，遇到 30 公分的落差時，比起一步就跨下去（❶），最好是分成兩次，一次走 15 公分下去（❸），衝擊力會小得多。

（2）利用登山杖

　　使用登山杖將著地衝擊分散至手臂，能使腿部的衝擊力量變小（❹），尤其是中老年登山者，若能善加利用，即可彌補腳力的不足。

　　但是，若認為只要手持登山杖即可輕鬆前進那就錯了，挂著登山杖只是減輕腿部的負擔，但必須注意會增加腕力的負擔；換句話說，為了善加使用登山杖，必須要具備某種程度的腕力。

　　腳弱的人，一般臂力也弱，為了讓登山杖的效果發揮到最大，平常就必須鍛鍊臂力，登山杖並非是萬能的。

（3）減輕背包重量

　　在前述中，當走下 30 公分的落差時，腿部會承受兩倍體重的衝擊力。同樣道理，下坡時也會從背包承受兩倍的衝擊力。換句話說，10 公斤的背包會變成 20 公斤、20 公斤的背包則變成 40 公斤的負擔，背包越重，衝擊力也會越大（❺）；因此，必須去除不必要的東西，減輕背包重量。

（4）減輕自身的體重

不僅要減輕背包重量，還不能讓自己的體重過重。肥胖的人對體重的支撐能力會降低，所以下坡時容易跌倒；還有膝蓋和腰部會容易疼痛；像這樣的人，必須先進行減脂訓練。

（5）選擇平緩下坡的路線

若下坡路太陡，對腿部的負擔也會增加，在作計畫的階段，盡量選擇下坡較平緩的路線也很重要。

▍下坡比上坡困難

「箱根馬拉松接力賽」是很有名的大學馬拉松比賽。其中有個標高差超過 800 公尺的箱根下坡山路區間。在以前訓練方法尚未成熟的年代，選手們都很不喜歡跑這個區間，因為不僅在技術上、體力上都要求高度的能力，還可能傷到肌腱或骨頭，導致選手的運動生命縮短。

現在的訓練方法進步，所以像這樣的事也較少聽說了。但是，下坡這件事，原本在體力上和技術上都是困難的運動。上坡也是一樣。

要謹記的是，若沒有經過充分的體力訓練，步行技術還不成熟就貿然行走下坡，會增加損傷身體、引起意外的危險性。

| 3 |
燃料耗盡引起的疲勞

第 1 節和第 2 節中提及，上坡時要緩慢地走，下坡時要小心地走，才能防止疲勞；但如果像這樣行走，就能永遠走下去，不感到疲累嗎？

緩慢地行走，以車子為例，就是用所謂的「經濟速度」前進的意思，不過度操勞引擎，就能長時間順利運轉；但即便這樣運轉，最後還是會碰到引擎停止的時候，亦即燃料——汽油用光的時候。

人體的運動也是同樣的道理，登山時會耗費很大的能量，這在第 1 章已經論述過。本章則是要強調因為這個性質，所以登山具有減少身體的脂肪、促進健康的優點；但相對的，因為這個性質，在登山時出現如車子沒汽油時的情形，亦即身體無法動彈的可能性也很高。

對人體的運動來說，飲食就相當於汽油，若不吃東西就會精疲力竭，這是登山世界中眾所周知的經驗；如上所述，若沒吃東西不僅會疲勞、對健康造成不良影響，也會導致意外的發生；飲食這件事，在多個層面上都比想像中來得重要。

▌飲食與運動能力

飲食與運動能力和疲勞有密切的關聯，這是在身體勞動居多的 1930 ～ 1950 年代由歐美勞動生理學者所調查發現的結果。

列舉下述研究為例說明。

❶ 讓空腹的狗在跑步機上跑，只能維持 4.5 個小時；但是，若讓同一隻狗邊攝取糖邊跑的話，可以維持 17 個小時之久。

❷ 與監獄的犯人約定以運動總量為支付金錢的標準，要求犯人每天盡可能長時間地去騎踩固定式腳踏車（實驗用）持續數個月。隨著運動時間的增加，食用的麵包量也增加了，最有耐力的人，最後一天運動了 6 個小時（相當於空手登山 5,300 公尺的程度）。當時實驗對象吃的麵包量為早餐 12～14 片、午餐 14～19 片、晚餐 23～25 片。

❸ 每天攝取 2,800 大卡食物的煤礦工，其 1 天的挖掘量為 7 噸；當飲食量 1 天增加 400 大卡時，挖掘量變成了 9.6 噸，但體重卻減輕了 1 公斤；若再增加 400 大卡，則體重恢復原狀，挖掘量增加到 10 噸以上。

其他還有「吃點心會提高工業生產」的報告，以及「不吃早餐會降低作業量」的報告。

如上所述，在長時間運動時，勞動能力與飲食之間有密切的關係，登山也不例外。那麼，究竟該以何種方式攝取何種食物呢？

▎登山的燃料——碳水化合物與脂肪

登山的燃料，主要是食物營養素中的碳水化合物和脂肪，經由氧氣燃燒後的能量能使肌肉運作。這兩種燃料之間，存在著有趣的關係。

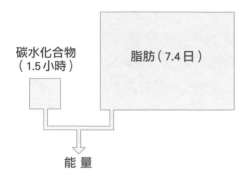

圖 2-14

體內的碳水化合物與脂肪貯藏量的關係。各自的貯藏量以面積表示,兩者的貯藏量有極大的差異,碳水化合物只有一點點。圖中所示的數值,代表連續進行中強度運動時,以各自的燃料能夠維持供給多少時間的能量。

　　圖 2-14,顯示兩者在體內的貯藏量。脂肪大量地被貯藏著,但碳水化合物卻只有一點點。碳水化合物僅能在體內貯存一定量(亦即無法多吃備用)的性質,多餘的碳水化合物會轉換成脂肪貯藏;所以如圖所示,為不均衡的關係。

　　進行像登山等中等強度運動時,這些燃料能夠維持幾個小時的能量供給呢?

　　若使用脂肪,晝夜都不休息地持續運動,可以維持 1 星期以上的能量。但是,若只使用碳水化合物,不到 1.5 個小時,能量就會耗盡。因此,即便是碳水化合物與脂肪各半混合燃燒,登山 3 小時後,碳水化合物就會先耗盡。

　　這裡有非常重要的關鍵:「即使碳水化合物耗盡,但脂肪還存留許多,因此對運動不會有影響」的說法是正確的嗎?如果真是這樣,當碳水化合物耗盡後,仍會繼續使用脂肪,那麼對促進健康相當有利。但是,回答是 No。

　　碳水化合物即使不與脂肪混合也會燃燒,但脂肪卻必須與碳水化合物混合後才能燃燒。因此,若碳水化合物耗盡,即便脂肪還存留許多,肌肉還是會變得無法運作。

　　將碳水化合物視為燃燒脂肪時的燃燒觸媒，應該比較容易理解。因此，為了健康而想要多燃燒一些脂肪的話，反而應該要邊行走邊積極補充碳水化合物才是。什麼都不吃的行走方式，不僅會感到疲勞，也沒有燃燒到脂肪，等於是徒勞無功。

　　表 2-4 是以燃料的觀點，比較碳水化合物與脂肪的性質。簡單地說，碳水化合物的適用範圍較廣，性能也較優，唯一的缺點是容量（能量的貯藏量）較少；相對之下，脂肪的貯藏量很大，但適用範圍狹隘，性能也較差。

　　在需要使用龐大能量的登山運動中，該如何將這個不好對付的燃料——脂肪順利地燃燒就成了重點，而關鍵就掌握在碳水化合物的補充上。

性能	碳水化合物	脂肪
動能	• 大（約脂肪的兩倍）	• 小（約碳水化合物的一半）
容量	• 小（約脂肪的百分之一）	• 大（約碳水化合物的 100 倍）
氧氣	• 有無氧氣均可燃燒（有氧、無氧運動兩者都能利用） • 產生同量的能量，所需的氧氣比脂肪來得少（約 10%）；因此，有的學者認為對高地登山是有利的	• 若無氧氣就不能燃燒（只在有氧運動的時候才能利用） • 產生同量的能量，需要比碳水化合物更多（約 10%）的氧氣
可利用的器官	• 為肌肉、腦及神經系統器官的能量來源	• 為肌肉的能量來源，但並非腦及神經系統的能量來源（若持續飢餓狀態就不在此限）
燃燒容易度	• 就算不與脂肪混合也能燃燒 • 即使高強度的運動也會燃燒 • 即使出現乳酸也會燃燒	• 不與碳水化合物混合就無法燃燒 • 高強度的運動中不太會燃燒 • 出現乳酸後就不太會燃燒

表 2-4

從燃料的觀點來看，碳水化合物和脂肪的性能比較表。

▍若不吃東西肌肉就會無法運作

若碳水化合物耗盡，會引起什麼樣的問題呢？從下面幾個實驗的數據來觀察。

圖 2-15 是越野滑雪選手「有吃早餐的某天」與「沒吃早餐的某天」騎踩固定式腳踏車時的疲勞差異，以血糖值和主觀運動強度為指標的調查結果。

血糖值是表示血液中的葡萄糖量（碳水化合物的一種）的指標，幾乎保持在一定值（80 ～ 90 mg/dl 左右），但若體內碳水化合物的貯藏耗盡，血糖值就會下降，可以看作是車子的油表。

有吃早餐的那天，即使運動兩個小時，血糖值也沒有下降，主觀的運動強度也都維持在「輕鬆」，因此就中止了運動。

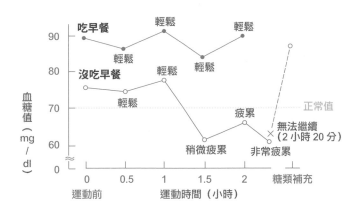

圖 2-15

1 名越野滑雪選手，在有吃早餐的某天與沒吃早餐的某天進行同樣運動時的運動能力之比較。運動強度幾乎與登山相同。早餐以蕎麥麵、麵包、果汁等碳水化合物的食物為主。疲勞時，則飲用市售的果汁 250 毫升。

相對於此，沒吃早餐的那天，運動 1.5 個小時後，血糖值就會下降，主觀的運動強度也從「輕鬆」變成「稍微疲累」；再持續運動下去，到了 2 小時 20 分後，變成「非常疲累」，已經無法再繼續運動了（到此為止的工作量，相當於空手登山 1,300 公尺的程度）。有吃早餐與沒吃早餐在運動能力上的巨大差異，連協助實驗的選手們也都很驚訝。

從此數據可得知，即便是進行比較輕鬆的運動，若沒吃東西就會引起疲勞；但沒吃東西，也能進行 1 ～ 2 個小時左右的運動，所以常會容易忘記攝取食物的重要性，一旦忘記，疲勞感就會隨即來襲。第 1 節中提及，因為乳酸囤積造成的疲勞是新手特有的疲勞，但是因為燃料耗盡引起的疲勞，卻連老手也常發生。

這個實驗還有另一項有趣的結果。只要讓疲憊不堪的選手飲用含糖果汁，血糖值就會迅速地恢復，馬上就能再運動。登山的技術書籍中指出，在山上若感到疲累就該停下來休息，並攝取糖分（糖果或巧克力之類），就是基於這樣的生理因素。

▌不吃東西，腦的運作會減緩

若碳水化合物耗盡，不僅是肌肉疲勞，腦和神經系統也會疲勞。因為腦是會消耗大量能量的器官，如此才能夠結合神經系統，使之如電腦般順暢運作。

有趣的是，對肌肉而言，脂肪和碳水化合物皆能當作燃料使用，但腦及神經系統卻只能使用碳水化合物（**表 2-4，頁 44**）。因此當碳水化合物耗盡時，不僅會引起肌肉的疲勞，也

同時會引起腦及神經系統的疲勞。

腦及神經系統是負責步行前進的司令塔，也掌管敏捷性、平衡感等運動能力，視覺、聽覺、觸覺、溫度等感覺能力，以及思考力、判斷力、集中力、意志力等精神上的活動能力。

當碳水化合物耗盡，這些能力都會降低，這是比肌肉疲勞還要嚴重的事，也會導致意外的發生。

舉例來說，除了注意力變得散漫，感覺神經和運動神經的運作也會變遲鈍，所以容易跌倒；跌倒時，也會來不及在瞬間做好防禦姿勢。

登山意外多發生在上午 11 點與下午 3 點左右，被稱為「魔鬼的時間帶」。雖然有各式各樣的理由可以解釋，但剛好都是吃過早餐和午餐的幾個小時後，碳水化合物開始耗盡的時間帶，筆者認為這才是最大的原因。

實際上，詢問在這個時間帶發生意外的人，很常會聽到「走著走著就跌倒了」或是「跌倒前的事完全不記得了」等說法，這也顯示出是腦部運作減緩的狀態。

圖 2-16 是證明要讓腦及神經系統正常運作，碳水化合物的補充是多麼重要的實驗；以車子模擬運轉行進，調查行車失誤的發生率。

當速度加快，亦即需要高度駕駛技術的時

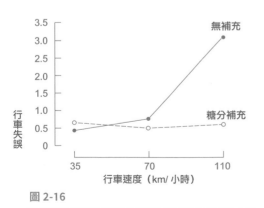

圖 2-16

在有補充糖分與無補充糖分（碳水化合物）下，以 3 種速度模擬車子運轉時的失誤發生率。

候，若沒有攝取糖分，失誤的發生率會增加；若事先攝取糖分，失誤就不會增加。其他還有「有吃早餐和沒吃早餐在數學考試中的成績變化」報告。

隨時提醒叮嚀「小心意外！」也很重要。為了事先提高注意的「能力」，或是避免讓這個能力降低，必須定期補充燃料給腦及神經系統，但明瞭此事的人並不多。

不僅是注意力，冷靜的判斷力和頑強的意志力等，也都是要靠充分補給腦的能量，才能發揮功效。

有糖尿病的人，血糖值特別容易下降，所以必須特別注意，因為曾有單獨登山的人，因在途中血糖值下降、失去意識而導致死亡的案例。

BOX｜什麼都吃不下的時候

登山有時會出現即使想吃卻無法進食的狀況，例如長時間登山、因挑戰高難度的山而必須限制糧食，或是高地登山無法進食，甚至是更極端的遇到山難而糧食斷絕等。

在本文中，碳水化合物一旦耗盡，肌肉和腦及神經系統也會變得無法運作，但即使遇到山難，無法攝取碳水化合物，也不一定就會完全束手無策。

若持續斷食變成飢餓狀態，身體會逐漸適應，只靠脂肪也能讓肌肉與腦及神經系統運作。人體不會那麼簡單就被擊倒（不過，無法維持像有碳水化合物時的動能與精神狀況）。

如圖 2-14（頁 43）所示，即使白天和晚上不眠不休地

登山，體內貯藏的脂肪量也能維持步行 1 星期以上。只要靜止不動，就能維持 1 個月左右的生命。

若具備這樣的知識，即使遇到山難也不需要太過驚慌。有時會聽到有人在山裡迷了路，幾乎沒有吃東西，過了好幾天還能生還的新聞報導。這其實並非什麼奇蹟，是任誰都能做得到的事。

多數馬上被擊倒的山難者，是無法冷靜下來、浪費了能量的緣故。沒有攝取糧食、沒有穿上防寒衣導致疲勞凍死是最典型的例子。

保持冷靜、不要驚慌，努力不讓體溫下降，不要浪費體力隨意走動，只要盡可能防止能量的消耗，每個人體內都存有維持 1 個月左右「圍城」的能量（這樣的情況下，女性比男性的脂肪量更多，所以更為有利）。

另外，有研究指出若經常進行斷食，身體就會逐漸習慣斷食的情況；舉例來說，平常都很規律吃早餐的人，若不吃早餐就從事運動的話，會很快變得疲累不堪；但是，若平常沒吃早餐習慣的人進行一樣的運動，則較不容易感到疲勞。

不攝取食物，對運動選手和以「健康登山」為目標的人明顯是不好的，但是對以挑戰艱難登山為目標的人來說，這樣的鍛鍊或許仍有必要。

若不吃東西肌肉會損傷

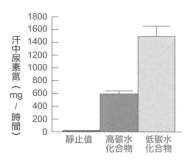

圖 2-17

攝取高碳水化合物食物與低碳水化合物食物後，經過長時間運動，以尿素為指標，觀察肌肉損傷方式有何差異的實驗。

當碳水化合物耗盡，就會如前所述慢慢出現嚴重的不適；身體為了防止這樣的情況發生，會啟動防禦反應；換句話說，當碳水化合物耗盡，身體就會分解蛋白質，將其轉換成碳水化合物以充當燃料；此時，最先開始分解的就是肌肉的蛋白質。

因此，登山時不補給碳水化合物，就等於是將肌肉當成燃料使用的意思；好不容易長成的肌肉，會感到疼痛、甚至耗損。

圖 2-17 是攝取高碳水化合物食物和低碳水化合物食物時，在長時間運動下，肌肉的損傷方式有何差異的實驗，並以尿素（分解肌肉等蛋白質時產生的廢物）為指標來觀察；從結果可知，後者的肌肉損傷比前者多達兩倍以上。

不吃東西對內臟不好

肌肉的蛋白質中含有氮，因此當肌肉被燃燒，就會產生大量的廢物──氮化合物，這對人體有害，所以必須經由腎臟過濾、以尿液排出體外。每天有 1.5 噸的血液流經腎臟，腎臟會將

其中的有害物質去除；在身體諸多的器官中，腎臟負擔了最大的工作量；所以也是隨著年齡增長，會最先出現慢性不適的臟器。

因此若分解了超過必要數量的蛋白質，就會造成腎臟過度的負擔。登山回來後，常會有好幾天手腳浮腫的情形，這可能是因為腎臟疲勞，造成水分排出機能衰退的緣故。

要吃什麼？

登山中，有關要吃什麼？要吃多少？還有要如何吃比較好？具體的討論如下。

食物的營養素大致分為碳水化合物、脂肪、蛋白質、維生素、礦物質等 5 種類。

長時間的登山中，所有的營養素都很重要，但 1 ～ 2 天左右的登山，碳水化合物是最重要的。

碳水化合物含量多的食品，有米飯、年糕、麵類、麵包、薯類等澱粉類，以及砂糖、糖果、巧克力、牛奶糖、果汁等的糖類（糖分）。各自的性質如下：

（1）糖類

為速效型的燃料，有快速讓血糖值上升的作用，所以在精疲力盡時攝取會很有效果。不過也有研究指出，若在運動前（出發前）大量攝取，血糖值會上升太多，反而會讓血糖值降低的運作增強，因此會比什麼都不吃時還來得容易疲勞。

（2）澱粉類

為遲效型的燃料，有讓血糖值緩慢上升的作用，也可維持長時間的效果；亦即「耐餓」型的食物，適合當作早餐以及攜帶口糧；澱粉類當中，米飯及麵類比麵包和薯類來得耐餓。

要如何吃？

（1）早餐

不吃早餐會馬上就覺得疲累，所以一定要吃早餐。早餐的英文叫作「breakfast」，代表「打破（break）斷食（fast）」的意思。事實上，早上起來時已經是相當空腹的狀態了。

但是，若攝取過多速效型的糖分，反而會容易疲累，所以最好是吃遲效型的澱粉類（尤其是飯、麵類）。

（2）中餐（攜帶口糧）

考量碳水化合物容易耗盡，所以不採取中午一次用餐的方式，而是在行進間定期、少量地攝取食物。國際山岳聯盟（UIAA）的醫療委員會建議，最少兩小時要進食一次，並以澱粉類和糖類混合攝取為佳。

（3）晚餐

必須過夜的登山活動，晚餐補充碳水化合物很重要。經過白天的運動後，體內碳水化合物的貯藏量已相當低，因此為了準備隔天的運動，必須使其恢復才行。另外，最好積極地補充

蛋白質和脂肪。

　　須歷時數天以上的登山活動，維生素總是會不足；但是，若非住在山屋，想要均衡地攝取維生素是有其困難的，所以可補充綜合維他命錠代替。不過，有的維生素攝取過多反而有害，如 A、D 等脂溶性的維生素，請遵守標準劑量。酒精是由碳水化合物製成的物質，所以擁有高能量；但是，它不像碳水化合物般會對應運動的狀況燃燒，不管在靜止時或運動時都會自動燃燒，因此不適合當作燃料。

　　另外，酒精還會造成腦及神經系統的運作降低、弄亂體溫的調節機能、肌力的衰退、心跳率和血壓的上升等。所以，晚餐時或許可以適量地飲用，但在行進間則必須避免。

▌要吃多少？

　　根據國際山岳聯盟醫療委員會的試算，成人以一般速度登山時的能量消耗量，以空手而言，每小時每公斤體重相當於 6 大卡，揹 20 公斤背包的情況則為 9 大卡。

　　舉例來說，體重 60 公斤的人進行實際 8 小時的登山，空手時為 60 公斤 ×8 小時 ×6 大卡＝ 2,880 大卡；揹 20 公斤背包時則為 60 公斤 ×8 小時 ×9 大卡＝ 4,320 大卡；若背包為 10 公斤，則為中間值約 3,600 大卡。

　　行進中並不需要完全補充這些能量，因為能量的二分之一到三分之二是由體內貯藏的脂肪來供給。所以，只要補充上述計算方法所得出能量的一半到三分之一左右即可（如後所述，進行過持久訓練的人，脂肪的燃燒率較高，因此補充更少的量

即可）。

即使這樣，行進間必要能量的補充量還是相當多。舉例來說，能量消耗量為 3,600 大卡的登山，行進中還是需要補充約 1,200 ～ 1,800 大卡的能量，以白飯（1 碗約 250 大卡）換算，約需 5 ～ 7 碗的份量。

如上所述，登山中的能量消耗比想像中來得大；而且，進行像登山般的長時間耐力性運動，會出現食慾不振的現象；因此，在登山中吃得太少的人反而比較多。

另外，平常沒有運動的人，其飲食量原本較小，到了山上突然要多吃，很多人常會吃不下。筆者自身的經驗也是，在大學登山社時代不管多少都能吃，不管多久都能走；但是，出社會工作後，運動量銳減，現在既不太能吃，也不太能走了。

平常就要培養多運動和多吃的生活習慣，擁有健康的內臟也是很重要的事。

▌節省碳水化合物的方法

碳水化合物是非常重要的登山燃料，但是卻容易陷入耗盡的困境。到目前為止都在陳述行進間必須充分補給的重要性，接下來則是要介紹如何盡可能「節省」使用碳水化合物的知識。

（1）步行技術

步行速度越快，對碳水化合物的依賴程度就越高；尤其是以會產生乳酸的超快速行走，脂肪幾乎不會被燃燒；因此，慢慢地走才能節省碳水化合物。

而且，脂肪在運動開始後不太會燃燒，要 30 分鐘後才會大量燃燒；因此，一開始走的時候要特別放慢速度，才能節約地使用碳水化合物；這樣的配速很重要，也與登山技術書籍的論述不謀而合。

（2）體力

即使進行同樣強度的運動，耐力好的人在碳水化合物和脂肪的燃燒比例中，脂肪會比較占優勢。舉例來說，一般人的脂肪與碳水化合物在運動時以 5：5 的比例燃燒，但耐力好的人可以達到 6：4 或 7：3；所以像這樣的人，即使不吃太多也能繼續前進，而不會感到疲累。

（3）肝醣超補

碳水化合物通常無法在身體內儲存一定以上的量，但若採用下列方法，就能將貯藏量變成平常的兩倍，馬拉松和鐵人三項的選手常在比賽前使用這種方法，要前往高負荷登山時應該也很有效。

雖然有各式各樣的肝醣超補法，不過這裡先介紹一種最簡單的方法。從比賽（登山日）的一星期前逐漸減少訓練量，最後一天只做輕度的訓練或完全休息（這稱為「減低訓練量」〔tapering〕）；飲食則從比賽前 3 天開始，攝取高碳水化合物的食物。

不過這個方法只對平常就有進行規律性高負荷體力訓練的人才有效；若非這樣的人，效果會很小，說不定最後反而還會增加脂肪量。

BOX │ 在冬山能夠溫暖身體的食物

本文中，強調了碳水化合物的重要性，若身在冬季的山中時，這個原則也不會改變；但是在冬山，會忍不住想要吃燒肉、牛排、豬排等肉類也是事實。

這是有理由的。肉類（蛋白質與脂肪）有讓身體溫暖的效果；例如，住在北極圈的愛斯基摩人或薩米人，偏好吃大量的肉類。

「行進間」，碳水化合物對產生體熱有很大的貢獻；但是，在寒冷的帳篷內「靜止不動」的時候，則是脂肪和蛋白質的貢獻度比較大。

靜止時能溫暖身體的食物介紹如下：

（1）脂肪

冬天攝取高脂肪食物，在靜止狀態時產生能量的增加程度會比攝取標準食物時來得多，身體會更溫暖。有趣的是，若在夏天攝取高脂肪食物，就不會出現這樣的反應。

（2）蛋白質

冬天若攝取高蛋白質食物，會與吃高脂肪食物一樣增加靜止狀態時的能量產生量；此外還有如後述的效果。消化和吸收食物的過程中會產生無意義（不直接使用在生命活動的意思）的熱氣，這稱為「特殊動力作用」。蛋白質與其他營養素比起來，熱氣的產生量比較大，所以身體會變得溫暖。

（3）維生素

各種的維生素（A、B 群、C、E、泛酸等）與體熱的產生也有直接或間接的關係，因此去冬山登山數天時，最好要服用一些維他命錠。

（4）促進體熱產生的食材

有些食物的卡路里低，但有促進體熱產生和自律神經作用的功能，這些食物以白蘿蔔、紅蘿蔔、牛蒡、蔥、洋蔥、薑等根莖類為主；還有辣椒和胡椒等辛香料也很有效。

不過，雖然在寒冷的時候蛋白質和脂肪很有效，但並不代表不需要碳水化合物。不要忘了要有足夠的碳水化合物，並攝取足夠的蛋白質和脂肪，效果才會顯現。

| 4 |
過熱引起的疲勞

以前常聽人說「在登山中喝水會感到疲累」或是「不可在登山途中喝水」。試著詢問了各式各樣的人，不僅是老一輩的登山者，連高中生和大學生等年輕人，都還有許多人相信這個論點是正確的。

可是，這是個錯誤的觀念。從先前進行的各式各樣的實驗結果來看，運動中若不喝水，則體溫會持續上升，引起疲勞，

這對平地的運動選手而言已經是常識了；以車子的引擎為例，這種疲勞就相當於過熱的情形。

為了防止引擎過熱，會不斷地以冷卻水使其降溫；人體也一樣，為了防止體溫上升，必須定期補給水分。因此，文章一開頭的說法必須改寫成「在登山中若不喝水就會感到疲累」才是。

▍登山中會產生多少的體熱？

運動時肌肉會產生大量的能量，但是這個能量僅有少數使用在運動（工作）上，其餘的大部分都轉變成熱氣，運動時身體會變熱，正是這個原因。

登山時會產生多少的熱氣呢？筆者以自己的身體做了實驗。在悶熱的房間內，揹著 15 公斤的背包進行 1 小時的跑步機登山。平均心跳率為 155 次，主觀的運動強度為「稍微疲累」～「疲累」，類似筆者曾經在夏山的入山首日，從山麓開始辛苦登山的運動情況。

測量在這個運動中產生的能量，約為 800 大卡，其中使用在工作的部分僅有 16％，剩餘的 84％ 都轉成了熱氣。每當一運動，就像是代價似的會在體內囤積大量的熱氣。爬冬山時，就像是暖氣機般能讓身體溫暖，但在炎熱的夏山時，就是導致過熱的原因。

圖 2-18 是隨著時間經過，體溫會如何上升的圖表。圖中有兩條曲線，一條是假設在運動中產生的熱氣全部都留在體內的前提下，理論上體溫會上升的情形；另一條是實際的體溫上升狀況。

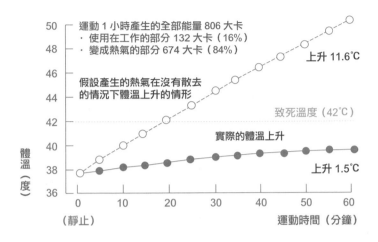

圖 2-18

以跑步機進行 1 小時的登山，能量的產生量與體溫上升的情形。兩條曲線中，虛線代表理論的體溫上升曲線，實線為實際的體溫上升曲線。房間的溫度為 26 度、濕度 70%，跑步機傾斜 10 度，步行速度為每分鐘 55 公尺。

　　觀察理論值的曲線，僅 1 小時的運動就從靜止時（37.5 度）上升了 12 度，變成 49 度；人體的體溫若超過 42 度就會致死。因此，若熱氣完全不從身體散發出去，筆者只要持續這個運動超過 20 分鐘就會死亡了。

　　但是觀察實際的體溫上升情形，即使在 1 小時後，也才從靜止時上升 1.5 度，到達 39 度而已，這是因為在運動中會不斷將熱氣散發出體外的緣故；負責這項功能的就是汗，當汗水蒸發之際，會帶走大量的體熱，讓體溫下降。

　　試著計算在這個運動中的出汗量，約為 1.3 公斤；亦即筆者的身體用「失去 1.3 公升水分」的代價，換取「下降 10 度體溫」的狀態，避開了死亡的威脅。

若不喝水會怎麼樣？

若長時間運動卻不喝水，身體會變成怎麼樣呢？圖 2-19 是調查這個疑問的典型實驗。此為 1944 年，亦即正值太平洋戰爭時，在美國舉行的實驗，該實驗研究士兵在行軍之際，要如何才不會降低行動能力，當時像這樣的研究相當盛行。

在氣溫 38 度、濕度 30％的房間內，在傾斜的跑步機上步行 6 個小時，進行類似登山的運動。接著以下列 3 種類的條件進行運動：

❶完全不喝水。

❷自由攝取水分。

❸每隔 1 小時測量出汗量，攝取與之同量的水和鹽分。

得到的結果如下：

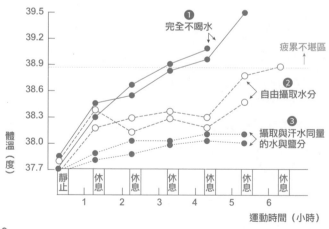

圖 2-19

3 種不同的飲水條件下，在跑步機上步行 6 小時的體溫上升狀況。同一個試驗者在每種條件下各進行了兩次的運動。

❶ 完全不喝水的情境，隨著時間的經過，體溫會持續上升，當超過第 4 個小時，就會進入稱為「疲憊不堪區」的領域，試驗者處於非常疲累的狀態。以車子的引擎為例，相當於缺少冷卻水，而引起過熱的情況。

❷ 自由攝取水分的情境，體溫的上升不會太多，能舒適地走到最後。不過，運動中試驗者攝取的水量，只有脫水量的三分之二，所以到了運動的後半期，體溫還是會開始上升。

❸ 強制攝取與出汗量等量水分的情境，一直到最後，體溫幾乎都沒有上升，是最舒適的步行狀態。

從這個實驗中得到兩個教訓，其一為若不攝取水分就無法舒適地運動；其二為光是自由攝取水分還不夠，必須有意識地多喝水才行。

還有 Adolph 等人在 1947 年的研究：99 位試驗者邊自由攝取水分邊行走於沙漠中，結果他們只攝取了脫水量30～90％（平均50％）的水分。以前的人相信在運動中若自由攝取水分，都會喝得過多；但事實上卻相反，是「喝得過少」。

脫水所引起的各種障礙

脫水不僅會造成疲勞，還會引發各式各樣的問題。以下是歸納出來的幾項。另外，（1）～（3）也被稱為「中暑」。

（1）疲勞（熱疲勞）

若不喝水，耐力運動的能力會大幅降低。舉例來說，脫水

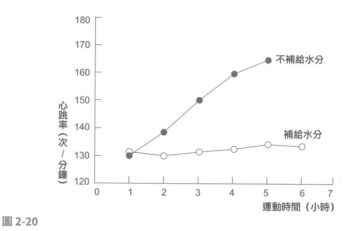

圖 2-20

進行同一運動，測量補給水分與不補給水分時的心跳率。若不補給水分，心跳率會持續上升，造成心臟極大的負擔。

情況若為體重的 2%，持久能力會下降約 10%，這是因為血液中的水分量減少，血壓下降，供給肌肉的燃料和氧氣不順暢的緣故。

血液的循環若變差，就會引起疲勞感、倦怠感、呼吸困難、頭痛、暈眩、想吐、低血壓等狀況。

另外，為了補償血壓的降低，所以心跳率會上升（圖2-20），對心臟造成多餘的負擔。若脫水程度為體重的 1%，則心跳率會上升 5 ～ 10 次左右。

（2）中暑

若放任脫水不管而持續運動，體溫會繼續上升，進而引發中暑；變成中暑後，由於停止出汗，體溫的上升更加快速，會引起運動失調或意識不清的狀況。

　　當變成這樣的時候，若不馬上讓全身冷卻，就會致死。除了用水潑灑全身、蓋上濕毛巾外，最好採取仰躺的姿勢吹風。

　　以前都說運動中不要喝水，包含登山在內，所以因中暑而死亡的人很多；其中，還有許多是接受「嚴格鍛鍊」而被強制不可喝水、死得毫無意義的人。

　　目前在運動中引起最多中暑意外的項目是：❶陸上長跑、❷棒球、❸武術、❹登山等4種。❶雖然知道水分補給的必要性，但常會因為運動過於激烈而中暑。另外❷、❸、❹現在依舊還教導選手在練習中不可喝水，這是意外發生的最大原因。

（3）肌肉痙攣（熱痙攣）

　　大量出汗、喪失水分和鹽分的時候，若只補給水分而忽略鹽分的話，肌肉中的電解質會失去平衡而引發痙攣。登山時，最常發生在小腿肚和大腿的肌肉上；痙攣發生時，可以飲用生理食鹽水或運動飲料。

（4）血栓

　　因為血液中的水分減少，黏性變高，血液容易結塊，對動脈硬化、血管變窄的中老年人而言，容易引發腦中風或心肌梗塞。在高地登山或健行中，常會發生這類的意外（如後所述，在高地極容易造成脫水，所以要特別注意）。

（5）水腫

　　當脫水越來越嚴重，為了不讓體內的水分繼續流失，會產生一種減少尿量的荷爾蒙（抗利尿荷爾蒙）；這種荷爾蒙一旦

開始分泌，即使停止運動後，還是會持續 12～48 小時，因此運動後的 1～2 天，喝下去的水不太會排出，反而囤積在體內。登山後手腳或臉部浮腫的人，有可能是因為在登山中受到脫水的反作用而引起的。

▌要喝多少才適合？

為了避免脫水引起的症狀，最好補足在運動中流失的等量水分。即便是無法補給的情況，也必須將脫水量控制在不超過體重的 2%。若脫水超過這個量，就會容易出現前述的各種症狀。

為了訂出登山中的飲水量，首先必須知道登山中的脫水量是多少。這可從登山前後的體重變化來調查，只要有飲食部分的重量資料即可得出大略數字。因此，筆者攜帶了精密體重計到各式各樣的山上去做測量。

表 2-5 為其結果。先將行動時間與體格（體重）設定為標準化，去除掉不易出汗體質的人（★），得出每小時每公斤體重相當於脫水約 5 公克的數據。

即使背包的重量、山的高度、季節等條件不同，這個數據也不會有太大的變動，以筆者 7 次的登山數據（＊記號）為例，每次的脫水量均在 4～6 公克的範圍內。

右頁表 2-5

各式各樣登山時的脫水量。去除不易出汗體質的人（★），與登山的內容不太有關，每小時每公斤體重會產生約 5 公克的脫水。（＊記號為筆者的數據。）

登山內容	季節	試驗者（年齡性別）	體重（公斤）	行進時間（小時）	全部的脫水量（公克）	1小時的脫水量（公克/小時）	每小時每公斤體重的脫水量（公克/公斤·小時）	登山中完全不喝水時的體重減少率（%）	備註
富士登山（從富士宮口出發）	5月	39 男* 30 男 22 男	84.8 65.5 69.1	8.0	3450 2630 3070	431 329 384	5.1 5.0 5.6	-4.1 -4.0 -4.4	由於揹著滑雪裝備登山，裝備的重量約15公斤
富士登山（從吉田口出發）	5月	39 男* 30 男 22 男	84.3 65.9 70.0	7.0	3170 2510 2950	453 359 421	5.4 5.4 6.0	-3.8 -3.8 -4.2	裝備的重量約8公斤
富士登山（從御殿場口出發）	12月 6月	36 男* 39 男*	83.0 84.9	11.5 9.0	4030 4220	350 469	4.2 5.5	-4.9 -5.0	同一個試驗者分別在冬天和夏天進行同樣路徑的登山
山岳耐久競賽（奧多摩山地）	10月	36 男* 28 男	82.9 65.9	20.8 21.6	8700 8000	420 370	5.1 5.6	-10.5 -12.1	步行71.5公里的路程（參照本章第5節）
健行（房總丘陵）	5月	39 男* 39 女★ 12 女★ 9 女	85.0 56.0 50.5 45.5	4.5	1710 700 700 1190	380 156 156 264	4.5 2.8 3.1 5.8	-2.0 -1.3 -1.4 -2.6	39女與12女是不太會出汗的體質。與下欄相比為較涼爽的天氣
開聞岳登山（南九州）	5月	40 男* 40 女★ 13 女★ 10 女	83.5 54.5 56.5 53.0	5.8	2970 1498 1410 2350	512 258 243 405	6.1 4.7 4.3 7.6	-2.7 -2.1 -1.3 -3.0	試驗者與上欄相同。為盛夏般的炎熱天氣
劍岳（從劍澤出發）	5月	20.5 男（8名）	63.6	10.4	3024	291	4.6	-4.8	殘雪期 試驗者為大學登山社社員
劍岳（從劍澤出發）	8月	20.6 男（10名）	65.0	10.7	4085	387	6.0	-6.3	殘雪期 試驗者為大學登山社社員

　　因此利用這個數據，可以簡單計算出登山中必要的飲水量。
體重 x 公斤的人進行 y 小時的登山時：

脫水量（公克）＝ 5 公克 × x 公斤 × y 小時

　　舉例來說，體重 60 公斤的人進行 8 小時登山時，5 公克
×60 公斤 ×8 小時＝ 2,400 公克，亦即預測會有約 2.4 公升的脫
水，所以只要補給等量的水分即可。

　　登山者在行進中所攜帶的水量，大多數的人均為 2 公升左
右，少數人只準備 1 公升以下。從這個算式可以得知，8 小時的
登山中，即使 2 公升都還略顯不足，更不用說 1 公升以下是多
麼的不足了。水因為很重，所以很多人對於攜帶大量的水感到
猶豫，像攀岩等有限制背包重量的活動，水就會最先被剔除掉，
也有很多女性是因為如廁不便而不敢喝太多水。

　　但是為了安全、舒適地登山，即使無法補充與脫水量等量
的水分，至少也應該努力將脫水量控制在體重的 2％以下。登山
中，水是珍貴的資源，所以也許如後者的飲水方式才是比較實
際的。

　　為了將脫水量控制在體重的 2％以下，必須攝取的飲水量
可從下述的算式求出。x 公斤的人進行 y 小時的登山時：

飲水量（公克）＝ 5xy － 20x

　　舉例來說，體重 60 公斤的人進行 8 小時登山時，5 公克
×60 公斤 ×8 小時－20×60 公斤＝ 1,200 公克，亦即只要補給 1.2

公升的水分即可。

　　水分補給，並不只有在熾熱的夏山才需要，即使在冬山或高地等不太會出汗的山上也很重要。例如表 2-5，是筆者在冬天爬富士山時的脫水量，雖然沒有出什麼汗，但超過 11 小時的行進過程也流失了多達 4 公升的水分。這是因為吐氣而造成的水分流失。當進行激烈的運動，1 小時會有 0.1 ～ 0.3 公升的水分因為吐氣而流失。若運動時間不長，這個流失量就不會有太大的問題，但若是長時間運動的登山，此脫水量就不容小覷。另外在高地，因為空氣乾燥，脫水量會更多。

喝水的方式

（1）溫度

　　受到以前養生思想的影響，認為喝冷水對身體有害，但事實上炎熱的時候喝冷水對身體有益。

　　理由有兩個。其一是冷水在腸道的吸收較快，其二是從身體最深處的胃內能直接讓身體降溫。除了喝冷水會身體不適的人之外，都可以放心地暢飲冷山泉水。

　　另一方面，在冬山和高地若喝了冷水或吃雪塊會讓體溫降低，所以請喝溫水為佳。總而言之，選擇當下自己最想喝的水溫，對身體也比較好。

（2）次數

　　登山中必須攝取比平常多的水分，但若一口氣喝下大量的水，胃也會感到不適，平常生活型態較靜態、飲食量較小的人，

會感到更不舒服。

因此最好增加飲用的次數，每次喝一點為佳。炎熱的時候，至少每隔 1 小時就要飲用一次，30 分鐘一次也可以。

（3）種類

水、茶、果汁、運動飲料等皆可，原則上選擇自己容易飲用的即可。有許多研究指出，運動飲料與白開水的效果沒有差別，但是登山的運動時間相當長，會流失大量的水分和電解質，所以喝運動飲料比較有效果。

另外，不管是白開水還是運動飲料，常會發生一直喝同樣的東西，到最後會變得喝不太下的情形，因此先找出自己不會喝膩的飲料也是很重要的。

▌關於水中毒

一般來說，比起喝得過多，運動中水喝得過少的人明顯比較多。但有時因為水喝得過多，有的人會引起被稱為「低鈉血症」（水中毒）的症狀。

這是因為飲水量過多，血液中的鈉（鹽分）濃度降低所引起的，會造成肌肉痙攣、失去意識等症狀，常出現在下列場合：

❶ 下意識地攝取水分，卻喝下比脫水量還要多量的水時。為了預防這個狀況，請依照**頁 66** 的算式求出適合的水量。

❷ 像登山般需要長時間的運動，會因為出汗而造成水分和鹽分的大量流失，為了補充而喝下大量的水時，常會發

生鹽分補給相對較少的情形。為了預防這個狀況，可以攝取帶鹽分的餐點、餅乾或喝運動飲料。

BOX ｜什麼都不能喝的時候？

人體可以訓練成忍受某種程度的飢餓，卻很難習慣忍受斷水。人體只要脫水到約體重的 15 ～ 20% 就會死亡，若登山不喝水的話，只要 2 ～ 3 天就會變成這種狀態。

即使是花好幾天挑戰優勝美地大岩壁的攀登者，在嚴格的重量限制中，還是會準備 1 天 2 ～ 3 公升的水，以及水分較多的水果和湯類罐頭，盡可能地多攝取水分。

但是，若遇到山難或無法取得任何水分的話，該怎麼辦才好呢？為了不被輕易擊倒，請謹記下述的內容：

人體的 60 ～ 70% 由水組成，體重 60 公斤的人會儲存約 40 公斤的水，只要善加利用，即可延長生命。有關水的活用如下所述：

（1）代謝水

當碳水化合物和脂肪燃燒後，會合成為水，此即代謝水。燃燒 100 公克的碳水化合物會有 55 公克的代謝水，燃燒 100 公克的脂肪會有 107 公克的代謝水；尤其脂肪，是在不吃、不喝的狀態下也能產生水的珍貴物質。

（2）碳水化合物的貯藏水

碳水化合物以肝醣的形式貯藏在肌肉和肝臟時，也一

起貯藏了水分。碳水化合物燃燒 100 公克時，會排出 300 公克已經不需要的貯藏水。體內的貯藏肝醣全部約有 400 公克左右，所以有 1.2 公升左右的水可以使用。

（3）肌肉中的含水

肌肉 70% 以上是由水組成。若持續斷食，肌肉的蛋白質作為能量源被分解後，就會排出不需要的水分。

在短暫期間內，即使不從外部補充水分，這些水分會在體內滋潤身體，所以能夠維持約 1 星期的性命。即使遇到山難、無法飲水的情況，具備這樣的知識就能拉自己一把。

▌即使喝水也沒有效果的時候

日本的夏山，尤其是會有草叢熱氣般的低山或高山的山麓附近，都是明顯的高溫多濕；在這樣的環境運動，雖然會出汗，但不會蒸發，只會滴落下來而已。

只有出汗意義不大，要蒸發掉才會讓身體冷卻。因此像這樣的時候，不管喝多少水，體溫還是會持續上升，會有中暑的危險性。

圖 2-21 顯示出能安全進行運動的濕度和溫度的組合，由圖中可得知即使溫度較低，但只要濕度高，就會有危險。

遇到這樣的狀況時，不要登山才是正解。

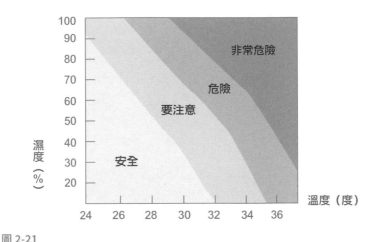

圖 2-21

可安全進行運動的溫度與濕度組合。

　　若非去不可的話，最好避開大白天，選擇清晨或傍晚天氣較涼時行動；若無法避免在大白天行動，為了不讓熱氣快速囤積在體內，請慢慢地走。

　　休息的方式也很重要。舉例來說，比起 1 小時內步行 45 分鐘、休息 15 分鐘的方式，細分為每步行 15 分鐘就休息 5 分鐘、反覆 3 次的方式，體溫的上升幅度會比較小。

　　飲用冷水，讓身體從內側降溫；若登山道沿著山澗，則隨時用水沖涼，用濕毛巾冰敷肌膚，讓身體從外側降溫。

▍不耐熱的人

　　下述的人比較不耐高溫。像這樣的人前往炎熱的山上時，請參考前述「即使喝水也沒有效果時」的對策，不可勉強自己。

（1）不易出汗的體質

有些人即使喝水也只會囤積在體內，不太會出汗（**見頁 65，表 2-5 中有★記號者**），像這樣的人，即便喝下大量的水，體溫還是容易上升。

（2）女性

一般而言，女性比男性更不容易出汗，加上皮下脂肪較厚，所以容易囤積體熱。

（3）小孩

因為出汗的汗腺尚未發展完成，以及身體面積小，容易受到外部氣溫的影響，所以體溫容易上升。

（4）中老年人

出汗功能逐漸降低，加上消化系統能力也變低，所以即便需要多喝水的時候，也無法足夠地攝取與吸收，因此體溫容易上升。

（5）肥胖者

由於身上揹負著多餘的脂肪重物，所以運動時會比普通人產生更多的熱能；加上覆蓋在身體表面的厚皮下脂肪層會妨礙散熱，所以容易囤積體熱。

▎加強耐熱的方法

前述提及，在炎熱的山上為了防止體溫上升，必須積極補充水分，但這充其量只是消極應付高溫的對策。還有一件重要的事，那就是藉由事前的訓練，調整成能夠耐熱的身體狀況；若沒有經過這樣的訓練就到酷熱的夏山上，不管喝多少水，最後精疲力盡的可能性還是很高。那麼要如何調整成為耐熱的體質呢？

（1）體力訓練

平常在平地就有運動（尤其是耐力性運動）的人，耐熱程度會比完全不運動的人來得強；這是因為藉由運動會增加體溫調節能力的緣故**（訓練方法請參照第 4 章）**。

（2）酷暑適應訓練

除了（1）之外，要登山的前 10 天左右，開始特地到炎熱的地方運動，讓身體適應高溫，增加對酷暑的抵抗力；不過這項訓練絕對不可勉強，要逐步進行才行。

眾所周知，常做訓練的人，即使不太喝水，體溫也不會上升。舉例來說，現在的馬拉松選手在跑步過程中一般都會補給水分，但根據統計，越前段的選手補給的水量越少。一流的運動選手，平日就累積了嚴格訓練的成果，所以擁有在不出汗的狀態下控制體溫的能力。

登山也是同樣的，平常就有足夠訓練的登山者，即使身陷無法喝水的狀況也能繼續前進。登山中，即使想喝水也無法飲用的情況很多，所以平常就先行訓練自己的身體是很重要的事。

| 5 |
「疲勞」的人體實驗

前面的內容提及登山有 4 種代表性疲勞，並解釋了發生的過程與疲勞對策。這裡則以「技術」的形式歸納如下：

（1）登山時為了避免產生疲勞物質──乳酸，要以無氧閾值速度前進。（第 1 節）

（2）下坡時，為了不讓肌肉受到損傷，行走時要避免強烈的著地衝擊。（第 2 節）

（3）為了不讓燃料枯竭，要定期補充碳水化合物。（第 3 節）

（4）為了不讓身體過熱，要定期補給水分。（第 4 節）

以車子的運轉為例，（1）就是以經濟速度前進，（2）是不胡亂踩煞車，（3）是要定期補給汽油，（4）是要有足夠的冷卻水。車子只要遵守這些注意事項，即可長時間順暢地持續運轉前進。

但是人體只要遵守上述的 4 個原則，就能不感到疲勞地一直走下去嗎？

車子有所謂的 24 小時耐久賽，登山界近幾年也有舉辦「24 小時登山耐久賽」。是以東京奧多摩的五日市為起點，環繞一周秋川群山的競賽（圖 2-22）。路程距離為 71.5 公里，將標準行程時間約需 25 小時 35 分鐘的路程限制在 24 小時內完成。雖然不需要特別快步行走也能走完行程，但要在 1 天內走完將近 3 天份的行程，可以想像與疲勞激烈抗戰的過程。

筆者自己也參加了這項比賽，在遵守預防疲勞的 4 個原則

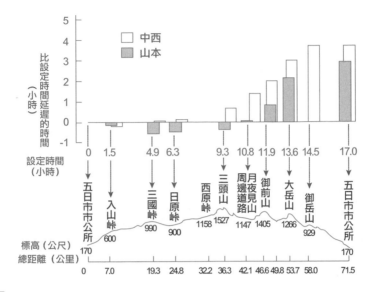

圖 2-22

從登山耐久賽的行程概要、設定時間、比設定時間延遲的時間,可看得出到後半段,參賽的兩人都突然失速了。

下,想要測試是否能在預期的時間內走完全程。這樣一來,就能得知這些原則的有效程度為何,以及會出現哪些盲點。

▌比賽前的計畫

比賽是與同僚中西純(當時 28 歲)兩人一同參加。筆者有 20 年以上的登山經驗,中西是一位運動好手,基礎體力也在筆者之上,但登山經驗只有半年,算是新手。他遵守預防疲勞的 4 個原則,訂定了如下的計畫:

（1）步行速度

以跑步機測定無氧閾值時，兩人都出現相當於用標準行程時間三分之二的 17 小時來走完全程的數值。另外相當無氧閾值的心跳率，兩人均為 150 次左右；因此，須隨時謹記要以行程時間三分之二的速度前進，以及不要超過心跳率 150 次。

（2）下坡對策

下坡時盡可能不造成肌肉的損傷，小心翼翼地前進，不以跑步方式下坡，並使用兩根登山杖緩和著地衝擊。

（3）燃料補充

試算競賽時消耗的能量，筆者為 12,000 大卡，中西為 10,500 大卡。能量中的一半，會從體內貯藏的脂肪供給，剩下的一半則從以碳水化合物為中心的攜帶口糧補充。

（4）水分補給

試算競賽中的脫水量，得出 17 小時 8～9 公升的數值。由於途中有好幾處的飲水區，所以出發時攜帶了 4 公升的水量，在過程中盡可能地大量攝取水分。

前述中提及，在炎熱的山上為了防止體溫上升，必須積極補充水分，但這充其量只是消極應付高溫的對策。還有一件重要的事，那就是藉由事前的訓練，調整成能夠耐熱的身體狀況；若沒有經過這樣的訓練就到酷熱的夏山上，不管喝多少水，最後精疲力盡的可能性還是很高。那麼要如何調整成為耐熱的體質呢？

▌實際的競賽是什麼情形？

1994 年 10 月 8 日上午 10 點，跟著超過 1,000 人以上的參賽者一起出發，邊經過幾個小幅度的上坡下坡，邊朝著最高峰三頭山的目標前進，剛開始的 8 小時左右非常順利，彷彿能以這個速度一直走下去。

但是當傍晚抵達西原峠左右，雙腿開始感到疲累；黑暗中，正往三頭山的長坡前進時，睡意和倦怠感也逐漸侵襲而來；經過多次休息後終於爬上三頭山，但這還只是行程的一半而已。

從這裡開始下坡的部分變多，從潮濕紅土的陡坡往下，為了避免滑倒，雙腿異常地使力，肌肉的疲累倍增，即使奮力地前進，也逐漸無法再提高速度了。

抵達月夜見山周邊道路的關卡時，比設定時間超出了 10 分鐘左右。由於出乎意料之外，自信心開始動搖起來。

鄰近御前山的時候，睡意和倦怠感又增加了，要戰勝睡意繼續前進，是一件很痛苦的事，得頻頻停下來休息；即使想說應該吃點東西，但卻連打開背包都懶；因為身體發冷，所以也一點都不想喝水。

到了人峠附近，終於被睡魔打敗了，才一在路旁坐下，就睡了 10 或 20 分鐘；感覺很舒服，筆者認為疲勞凍死就是發生在像這樣的時候吧！

大岳山比設定時間遲了兩個小時以上才抵達，腦袋已經遲鈍，意志力也極度降低，必須遵守設定時間的心情也消失殆盡；只稍微走了一下就坐下來，馬上就熟睡了；到了御岳山，連通過的時間都疏於記錄，所以欄中留下了空白。

　　過了日出山後，天漸漸亮了起來，大概是因為變亮了，或者是已經補眠了好幾次，睡意也稍微散去；當感覺一恢復，到處都是嚴重的肌肉痛與被鞋磨腳的痛感。

　　硬得像棍棒的雙腿只是一直往前，早上 6 點 47 分終於抵達終點，所需時間為 20 小時 47 分鐘，比預定時間超過了將近 4 個小時；中西比筆者還要更遲，花了 21 小時 34 分鐘才抵達終點。因此得知過程中的疲勞，並非全是因為乳酸囤積才引起的。

競賽後的分析結果

　　雖然好不容易走完全程，但結果卻不是很順利。試著整理失速的原因，筆者的情形是：首先在三頭山下坡附近開始感到雙腿疲累，接著又被猛烈的睡意和倦怠感侵襲，中西也同樣被疲勞糾纏著。為什麼會出現這樣的疲勞呢？所以再次檢查一遍，有無按照當初的計畫實行預防疲勞的 4 個原則。

（1）步行速度

　　圖 2-23 是兩人在競賽中的心跳率。前半段的速度有些快，有時還超過目標心跳率 150 次，但並非是會因乳酸囤積而引起疲勞的超快速度；另外，出現嚴重疲勞的競賽後半段，心跳率反而降低。

（2）下山對策

　　到三頭山前的路段是以上坡為主，沒有那麼疲累，但到三頭山以後的路程是以下坡為主，疲勞感即迅速來襲；尤其是這

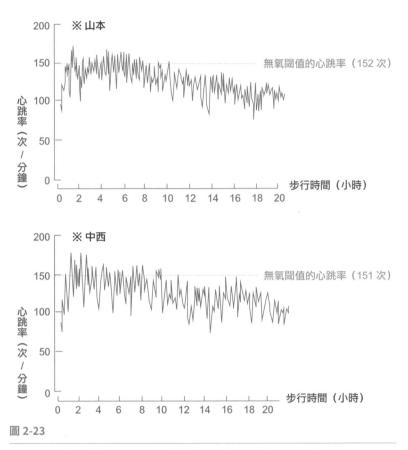

圖 2-23

競賽中，心跳率的變遷。出現疲勞的競賽後半段，心跳率反而下降。

次的路面潮濕，所以需要使用更多的肌力；為了不造成雙腿的
負擔，使用了兩根登山杖小心翼翼地緩慢下坡，但這樣還是不
夠，雙腿一下子就使不上力氣；像這樣肌力的衰退，是這回競
賽中最大的阻礙原因。

試驗者	燃料的補充				水的補給		
	消耗能量（大卡）	必要量（大卡）	攝取量（大卡）	充足率（%）	脫水量（公升）	飲水量（公升）	充足率（%）
山本	12485	6243	3990	63.9	8.7	7.1	81.6
中西	11551	5776	4769	82.6	8.0	6.7	83.8

表 2-6

競賽中的能量與水分的補充與消耗。

（3）燃料補充

表 2-6 的「燃料的補充」一欄，顯示由心跳率推測在競賽中的能量消耗、營養補給必要量，以及實際攝取的飲食量。

如第 3 節中所述，碳水化合物若不足，肌肉不僅會疲勞，腦的運作速度也會降低。競賽後半段來襲的疲勞，尤其是嚴重的睡意和倦怠感、頭腦遲鈍的感覺以及意志力的降低，其強烈的程度讓人無法想像只是因為單純的熬夜所引起，競賽後半段最大的失速原因，應該是碳水化合物不足而引起肌肉和腦功能的衰退。

（4）水分補給

表 2-6 的「水的補給」一欄，表示競賽中的水分之補充與消耗。相對於脫水量 8～9 公升，飲水量為 7 公升左右，充足率 80％的前半期雖然稍微不足，但脫水量還在體重 2％以內的範圍（筆者為 1.9％、中西為 2.0％），並不會引起嚴重疲勞。

圖 2-24 和圖 2-25 是在競賽前後，進行雙腿的瞬間爆發力（垂直跳躍）與平衡能力（閉眼單腳站立）的測試，調查疲勞

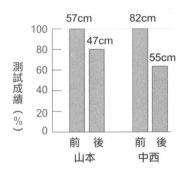

圖 2-24

競賽前的數值以 100% 表示。可見
競賽後的瞬間爆發力降低。

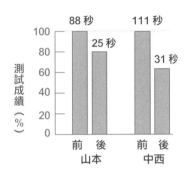

圖 2-25

競賽前的數值同樣以 100% 表示。
可見競賽後的平衡能力降低，且降
低的幅度很極端。

的影響。兩者都是大幅度降低，其中瞬間爆發力的降低，反映
了下坡時腳力的衰退；另外平衡能力的降低，是因為碳水化合
物的不足，所以造成掌管平衡的腦及神經系統功能降低；尤其
是後者的降低相當極端，這清楚地描繪了大家都體驗過的疲勞。

▍盲點在哪裡？

其一是**下坡時腿部肌力的使用量比想像中來得多**，這與下
坡應該是很輕鬆的心情相反，反而是被疲勞追著跑。

關於這個疲勞，筆者覺得就算考慮到步行方式的技術對策，
效果還是有限；換句話說，若平常沒有事先做肌力訓練、強化
腿部肌力的話，無論如何也拚不過的。

車子的耐久賽中，消耗的零件可以逐次替換，但人體卻無
法這麼做。因此，必須事先訓練成強壯、不易損傷的肌肉才行。

其二是**燃料補充的部分**。筆者在競賽後半，雖然明知要補充些食物才行，但卻吃不下。

其中最大的理由是只考慮到營養價值與減輕重量，所以都準備了平日不常吃的乾燥甜食（餅乾、奶油派、巧克力、糖果等）；這些食物隨著疲勞的增加也變得更難以吃下肚。

中西則攜帶了飯糰、果凍狀的運動食品等，雖然較重，但多為能補充鹽分和水分的食物，所以比較吃得下去。觀察燃料補給的充足率，中西也比筆者佳，而且沒有被睡意和倦怠感擊倒。但是，中西在競賽前半段就將這些食物吃光了，到了後半段只剩下乾燥甜食時，也一樣是吃不下肚，所以隨即就感到疲勞了。

人體與車子的引擎不同，並不是只要有營養價值就什麼都無所謂；而且，即使在精疲力竭時想吃東西，也會吃不下去；或許有必要將內臟的疲勞也考慮進去。

不管怎樣，在這樣的疲勞發生之前（或是為了不讓它發生），先提早補給燃料是很重要的事。另外，準備即使疲勞也能吃得下的食物也是重要的關鍵。

BOX ｜山岳競賽選手的食物和飲水

24 小時山岳耐久競賽前幾名的選手，在 10 小時內即走（跑）完 71.5 公里，這些擁有不可置信能力的選手們，究竟攝取了多少食物、飲用了多少水呢？

這個競賽每年都會出現優越的成績，筆者因此拜託日本超級馬拉松登山俱樂部的會長香川澄雄（63 歲），調查

選手們攝取多少量的食物和飲水等數據。

分析在 16 個小時內跑到終點的 11 人的數據（當中也包含了 60 幾歲、15 個小時走完全程的香川），熱量攝取量在 660 ～ 2,500 大卡的範圍，平均值為 1,590 大卡；另外水分的攝取量為 2.0 ～ 4.0 公升的範圍，平均值為 3.3 公升。

與一般人的飲食量相較下是很少的，就好像是只吃水氣般，有關生理學的印證如下所述：

食物方面，累積持久性訓練越多的人，碳水化合物與脂肪的燃燒比例會以脂肪為優先，所以碳水化合物的補給量只需一點點即足夠。

另外在飲水方面，累積嚴酷持久性訓練越多的人，越能夠在不出汗的狀態下調節體溫，即使不太喝水，身體也能適應。

新手或沒有體力的人若這樣做會有危險性，但只要持續、不鬆懈地訓練，任誰都能培養出這般的身體狀態，而且只要有這樣的體質，登山的行動能力就會大大地提升。

總結

歸納上述的內容，在持續步行 10 小時以上的登山場合中，光靠文章開頭提到的 4 個原則，各式各樣的疲勞狀況還是會紛紛出現。但是，若差不多為 10 小時的登山場合，只要遵守這些

原則就能較順利地前進，所以也可以說對一般的登山是有效的。

中西在隔年又再度挑戰了這個競賽，花了 19 小時走完全程。記取前年的教訓，在競賽前經由重量訓練強化腿部肌力，並在當天準備了比第一次更容易入口的食物。

結果，一直到最後幾乎都沒有受到倦怠感和睡意的侵襲，加上強化了腳力，所以下坡時也走得很順暢。

Chapter

3

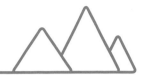

中老年人、女性、小孩的登山活動

　　登山能力與年齡和性別無關，不論是誰，只要衡量好自身的體能，都能一輩子享受登山活動的趣味。因此在 1980 年代以後，中老年人的登山活動進入盛行期。如第 1 章所述，登山是典型的有氧運動，只要以適當的方法進行，對維持和增進健康有很大的效果；而且不只是對身體方面，對精神方面的健康也很有益。有這樣的趨勢值得令人高興。

　　但另一方面，意外也跟著急速增加，查看最近的山難統計，中老年人（40 歲以上）的意外就占了全體 7 ～ 8 成的比例；探究其原因，與登山知識和技術未成熟而引起的意外並列，因勉強身體而引起的意外也很常見。

　　中老年人最多的意外，是「下坡時跌倒骨折」的類型。筆者認為，這是暴露中老年人身體弱點的典型意外，本章即探討為何會引起這樣的意外，還有應該如何去預防意外。除了中老年人之外，也會討論如何讓女性和小孩也能安全、舒適、健康登山的方法。

| 1 |
中老年人的登山

▌中老年人體力衰退的 3 項特徵

隨著年齡增加，體力會比年輕時來得差，這是大家都知道的事。但是，每一種類的體力衰退到何種程度？具體知道的人大概很少吧！

認識自己的身體是安全登山的第一步。中老年人體力衰退的特徵，有下述 3 項：

（1）行動體力衰退

行動體力，指的是進行運動時積極使用的身體能力。圖 3-1 是登山必要的行動體力隨著年齡增加的衰退情形，由圖中的資料可得知，不管是何種體力，都會隨著年齡而衰退。

首先關注登山行動體力的核心——腿肌力和全身耐力。將 20 歲的人的能力視為 100％，得出 40 歲為 70 ～ 80％、50 歲為 60 ～ 70％、60 歲為 50 ～ 60％的程度。可將 20 歲視為最高峰，之後每增加 1 歲就減低約 1％。

因此 60 歲的人登山時，必須將步行速度、時間、距離、背包重量等各種「負荷」，全都降低至 20 歲的人的一半才能順利地行走。

但幾乎所有的人都過度高估自己的體力，雖然俗話說「老而彌堅」、「寶刀未老」，但要是不自覺地仍以年輕時習慣的

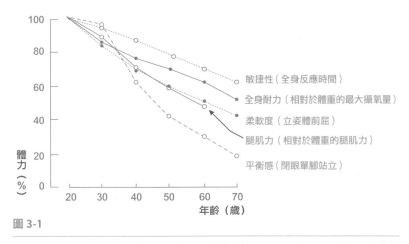

圖 3-1

隨著年齡增加，會使行動力衰退。將 20 歲的體力以 100％表示，分別標示出各年齡的體力百分比。這個線圖為一般人的平均值，平常有在訓練的人狀況會好得多，運動不足的人則會比較差。

方式來使用身體，最後反而會造成身體的負擔。

　　尤其是年輕時曾嘗試過嚴峻的登山活動，後來一度中斷、到了中老年時又開始登山的人，最容易出現這種情形。

　　查看圖 3-1，可得知體力的種類與衰退的程度差異。其中，**最明顯衰退的是平衡的能力**，這個能力在過了 40 歲後就會急速降低，到了 60 歲只剩下 20 歲時的 30％左右。中老年登山者常會「在莫名其妙的地方跌倒」，實際上因為跌倒、跌落、滑落等而引發的意外相當多。中老年人容易跌倒，不僅是因為平衡感的衰退與柔軟度的降低，而造成動作不靈活或是失去平衡等現象，瞬間要恢復姿勢時的敏捷性和腿肌力的衰退也是原因之一。

（2）防衛體力衰退

防衛體力指的是針對在激烈運動、環境（氣溫、氣壓等）變化、物理衝擊、病菌入侵等加諸在身體的各種壓力的抵抗力，這項能力也會隨著年齡增加而降低。

舉例來說，隨著年齡增加，心臟能力會降低、血壓容易上升，所以變得無法承受激烈的運動；還有，對於炎熱和寒冷的體溫調節能力也會降低；容易疲勞，也較慢恢復，以及內臟衰弱、骨骼變脆、關節（膝部或腰部等部位）變弱等狀況都會發生。

中老年登山者最顯著的意外是因為跌倒引起的骨折。圖 3-2 顯示出隨著年齡增加的骨質密度（骨頭的硬度）變化，由圖中資料可得知，中老年人的骨質密度降低、變脆（極端的情形則稱為「骨質疏鬆症」），尤其是停經後的女性，由於荷爾蒙的

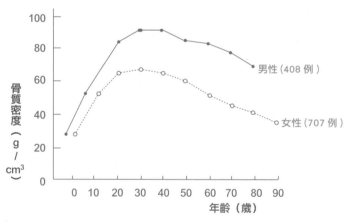

圖 3-2

隨著年齡增加，前腕骨的骨質密度變化圖。當超過 40 歲，骨頭就會變弱，加上女性的骨頭原本就比男性弱，停經後更是顯著地降低。另外，不只是中老年時期，在發育期也必須注意骨質密度是否太低。

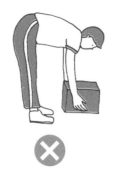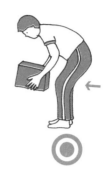

圖 3-3

搬運東西時的錯誤姿勢（左）與正確姿勢（右）。

關係，骨骼會迅速衰弱；因此，即使只是稍微跌倒的衝擊，也容易造成骨折。

中老年人的骨折意外在平地也常發生，這是很大的問題。最多的類型是：❶跌倒時用手支撐，造成前腕骨骨折；❷跌倒時大腿遭強力撞擊，造成大腿骨骨折；❸要舉起棉被等重物時，造成脊椎骨折等 3 種。

觀察中老年登山者的意外，多發生❶和❷的情形，❸若揹背包時的姿勢不正確，也有可能會造成意外（圖 3-3）。

許多中老年人都是有病在身，包含潛在的疾病在內。根據某健行社團（會員幾乎皆為 40 歲以上）的調查結果，331 名當中有 173 位（52％）的身體都有病痛，以種類來看，心臟病、高／低血壓、糖尿病、胃腸疾病、肝臟疾病等循環系統和消化系統病痛的人有 109 位（33％），膝關節痛、腰痛等關節痛的人有 97 位（29％），白／綠內障等視力障礙的人有 26 位（8％）。

登山時的壓力，可能讓這些病痛惡化或是誘發潛在病痛。

（3）體力的個別差異變大

年輕人之間當然在體力上也會有差異，但過了 40 歲後的體力差異會相當大。

從年輕時期就持續訓練的人，能夠維持與年輕人不相上下的體力；但過著不健康生活的人，就會變成無法運動的身體狀態。舉例來說，同樣 50 歲的人，有的人在爬車站階梯時就已經很痛苦，但也有人可以無氧攀登 8,000 公尺的高山。

筆者以車子來做比喻，「中老年人就像是中古車」，保養完善的中古車與新車一樣都能行走，但保養不好的中古車隨時可能拋錨；人體也是，在漫長的人生中有沒有好好照顧自己的身體，當年齡增加時，病痛就會清楚地顯現出來。所以中老年人若是認為與自己同世代的人做得到、自己也能夠做到的話，這會是一個很嚴重的錯誤觀念。

尤其當中老年人參加團體登山時，這個問題就會變得很大。當中老年人參加人數眾多的登山團時，常會發生難以掌控所有團員的狀況，嚴重時還會無法控制秩序；結果不是團員分散，就是遭遇意外，這些案例都很常見。

雖然中老年人最好避免團體登山，但若無法避免，也要每數名就安排一位助手伴隨，做好照顧的準備。

中老年人登山的實態調查

接下來是根據由筆者等人進行的問卷調查，有關中老年登山者的實態調查結果。

　　在中老年登山者之間很受歡迎的 NHK 登山節目教科書（《中高年人的登山學：挑戰日本百名山 II》，岩崎元郎著，NHK 出版，1998）中附上問卷，最後得到 7,000 封以上的回覆。

　　回答者有 95％為 40 歲以上；另外，回答在平地有「進行」體力訓練的人達 70％以上；看到這些數字，眼前彷彿浮現出以踏遍日本百名山為目標的中老年登山者的身影。

　　圖 3-4 是詢問在登山時經常會出現的身體狀況，以複選作答的結果。回答完全沒有發生過這些狀況的人不到全部的 30％，高達 70％以上的人回答曾經出現過某些狀況。

　　狀況中最多的是：❶肌肉痛、❷下山時雙腿顫抖、❸膝蓋痛，各自有 30％以上的人述及。這 3 種狀況，都是腳力不足的人在下坡時容易發生，也會引起跌倒意外。

　　本章的開頭提及，中老年人在下坡時容易引發跌倒意外，

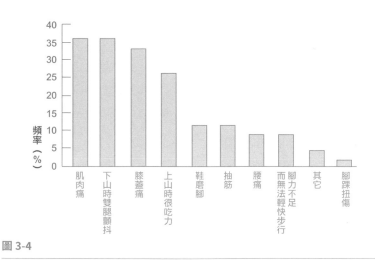

圖 3-4

中老年登山者在登山時發生問題的種類與發生頻率。

從這張圖則清楚地得到證明。

　　為了預防這些狀況，該怎麼做才好呢？當更仔細分析問卷調查後，得到了幾個讓人玩味的數據。

　　首先，令人感興趣的是，這些狀況與年齡之間毫無關聯性，甚至還出現年齡越增加、發生率越少的情形。也就是說，發生狀況並非是年齡的因素，那麼到底是和什麼有關呢？

　　圖 3-5-a 是「下坡時雙腿顫抖」的發生率與日常訓練頻率的關係。訓練越多的人，狀況的發生率就越低，所以可得知為了預防狀況發生，日常訓練是很重要的。

　　圖 3-5-b 是狀況發生率與登山頻率的關係。登山頻率越多的人，狀況發生率越低，登山本身也是極佳的訓練。

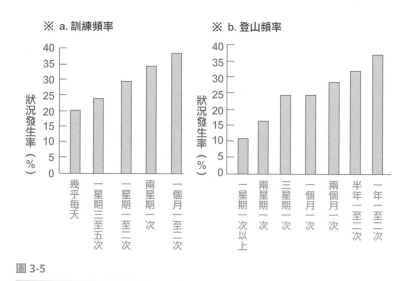

圖 3-5

「下坡時雙腿顫抖」的發生率與在平地的訓練頻率（a）、登山頻率（b）之間的關係。訓練頻率和登山頻率越高的人，狀況的發生率越低。「肌肉痛」、「上坡的吃力感」、「鞋磨腳」等狀況也都有同樣的關聯性。

　　有趣的是，試著將 a 與 b 互相比較，比起幾乎每天訓練的人，兩星期爬山 1 次的人的狀況發生率反而較低；換句話說，為了能順利地登山，在平地的訓練雖然很重要，但頻繁從事登山活動，還是最重要的。

　　另外在「肌肉痛」、「上坡時吃力」、「鞋磨腳」等狀況中，顯示登山頻率越高的人越不容易發生。

　　另一方面，也有登山頻率越高、發生率卻也同步攀高的狀況，即「膝關節痛」和「腰痛」。

　　如圖 3-6 所示，膝關節痛不是越常登山就越少發生。登山能訓練膝關節，不過也會令膝蓋過度勞累，同時具有「兩面刃」的性質。因此，這類問題是只要登山就無法避免的狀況。

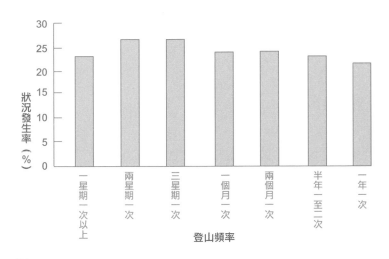

圖 3-6

「膝關節痛」的發生頻率與登山頻率的關係。並非登山頻率越高的人越不容易發生，「腰痛」也是同樣的結果。

　　為了避免這些狀況，必須在平地進行專門的訓練，如膝關節痛的話，就強化與伸展大腿四頭肌，腰痛則強化腹肌和伸展背肌（**詳情請參照第 4 章**）。

　　歸納以上內容，中老年人為了能安全順利地登山，必須搭配實際的登山活動和平地的適當訓練。

▍為了達成「安全登山」

　　登山「基本上」是對健康有益的運動；但是，平常完全不運動的中老年人突然要去登山，揹上沉重的背包，連續上下陡坡好幾個小時，就像刻意要搞壞身體一樣。

　　沒有運動習慣的中老年人，為了健康而開始運動時，必須按部就班，循序漸進。接下來就以登山的情境說明其順序，雖然看似不切實際，但登山是在毫無醫療設施的場所進行，所以必須格外小心才行。

（1）健康檢查

　　當年齡增加，身體就會出現各式各樣的不適，除了自己已經知道的病痛外，也可能會有一些眼睛看不出、卻正在發展中的未知疾病。

　　因此，一開始必須先做健康檢查或請醫生檢查，若發現異常，就得先治療好再開始運動。

　　不僅要確認在靜止的狀態下有無異常，還應該在醫生會同下，接受「運動負荷測試」，檢查運動時心臟和血壓有無異常（現在各大醫院、尤其是有循環內科的醫院都可接受檢查）。

　　部分健行社團規定，社員有義務定期提出健康檢查報告，若嚮導能事先掌握健康檢查報告與運動負荷測試的結果，更有助於安全登山的指導。

　　若有針對中老年登山者的簡易體力測試，能夠自己診斷自己目前的體力程度，那就方便多了。但目前還沒有合適的測試方式，因此開發這個東西可說是今後的重要課題。

（2）從輕量運動開始

　　即使被診斷為沒問題、可以運動的人，若馬上冒然去登山也是很危險的事；除了有可能猝死外，很多運動引起的中老年

第 1 週	邊注意步行方式、邊以普通速度持續 5~7 分鐘的步行。
第 2 週	邊注意步行方式、邊以普通速度持續 12 分鐘的步行。
第 3 週	在不變動姿勢的狀態下，步幅稍微放寬、提高速度，持續 12 分鐘的步行。
第 4 週	在不變動姿勢的狀態下，步幅稍微放寬、提高速度，持續 15 分鐘的步行。
第 5~6 週	再放寬步幅、提高速度，持續 15 分鐘的步行，穿插適當的休息後再反覆進行一次。
第 7~8 週	以有節奏的步伐，並且再放寬步幅、盡量提高速度，持續 30 分鐘的步行；中途若感到疲累可改成慢走。
第 9~10 週	邊觀察身體的狀況、邊適當變化速度，持續 40~50 分鐘的步行。
第 10 週以後	於假日進行 10 公里路程的步行；若能夠達成，即代表是可以進行健行等運動的身體狀況。

表 3-1

到目前為止沒有運動的人，要達到習慣運動、輕度健行程度的必要運動計畫範例。

人疾病和障礙，都是在運動開始後才出現的，這是由於在身體尚未習慣前，就立刻接受強大運動負荷的緣故。

即便沒有引起疾病或障礙，若馬上進行正式的登山活動，之後可能會引發嚴重的肌肉痛，還可能會因此變得討厭登山，調查開始運動後隨即放棄的人時，有些報告甚至指出運動後引起的肌肉痛是最大的原因。

前往登山之前，必須暫時先在平地步行，讓身體慢慢習慣。表 3-1 是原本沒有運動習慣的人，先從輕量的步行運動開始，最後達到能夠健行的身體狀況之訓練計畫。

（3）調節

調節指的是在登山當天能夠保持最佳狀態，從平常就進行正確規則的飲食生活，並調整身體狀況。

舉例來說，只要注意前一晚不要睡眠不足（避免搭夜間火車或巴士）、喝太多酒（過量的飲酒會讓血壓上升、容易引起脫水）等事項即可。但沒有遵守而導致意外發生的案例其實很多。

日常的飲食中，要多攝取對強化骨骼有益、富含鈣質和維生素 D 的食物。另外為了提高維生素 D 的作用，努力曬太陽也是很重要的。

登山回來後，身體的保養也要重視。回來的當晚，泡個熱水澡或溫泉，做些伸展運動和按摩，接著在隔天進行輕量的運動（尤其是步行、游泳、伸展之類），就能消除大部分的疲勞。

（4）體力訓練

即使已經定期進行登山活動，平常的訓練還是很重要；尤其是 1 個月只登山 1 次的人，平地的訓練是必要的；另外，即使每週都前往登山的人，由於只要入山就可能會有無法預防的狀況，所以最好還是在平地先做好訓練。

進行持久訓練和肌力訓練（腿肌、腹肌）不僅對登山有幫助，對於維持和增進健康以及預防或改善腰痛、膝關節痛、骨質疏鬆症也很有益處。

伸展運動也很重要，這是讓身體各部位的肌肉慢慢拉長的體操，有讓血液循環變好、放鬆神經系統、改善柔軟度等多種效果。另外，在登山前後進行伸展，對防止或消除受傷、疲勞、抽筋、肌肉痛、肌肉僵硬、膝關節痛、腰痛等狀況也很有效。

關於具體的執行方法，請參照在第 4 章中的詳述。

平常有規律地進行訓練的人，從登山出發的 1 ～ 2 天前，最好減少訓練量或是完全休養，這樣可以消除疲勞，更能順利地登山。這稱為減低訓練量。

（5）裝備

鞋、背包、服裝等裝備的好壞大大左右了對身體造成的負擔。應該選擇輕便、機能性強的產品，穿一雙好鞋尤其重要，這與價格通常會成正比。

揹背包時，會對脊椎和腰部形成很大的負擔，如圖 3-3（頁 89）的左側所示，維持雙腿直立的狀態舉起重物，對脊椎和腰部會是極大的壓力，因而造成疼痛。

　　即使背包不重，也請如圖 3-3 的右側所示，以雙腿彎曲、伸直背脊的姿勢進行，盡可能將物體靠近身體後再舉起。

　　根據某研究，當以正確姿勢舉起 50 公斤的重物時，對椎間盤會造成 380 公斤的壓力；而若以不正確的姿勢舉起時，則會造成高達 630 公斤的壓力。

| 2 |
女性的登山

　　登山是以腿部肌肉將自身體重往上提起的一種運動。女性與男性相比，相對上肌肉量較少、脂肪量較多；以汽車作比喻，就是引擎小、但車身卻較重，是較不利的狀態。

　　圖 3-7 是一般女性與男性的體力比較圖。若就登山最重要的腿部肌力和全身耐力，女性的能力為男性的 70％左右。因此

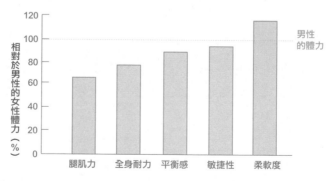

圖 3-7

將 20 歲的一般男性體力視為 100％時的女性體力比較圖。（日本人的體力標準值）

女性登山時，在行進速度、時間、距離和背包重量等各方面，都必須設定在男性的 7 成左右。

女性與男性相比，骨質密度也較小。尤其是停經後的女性，骨質密度會大幅度降低，所以跌倒時很容易骨折。

女性與男性相比，一般上體力和運動能力都較低，這是由於如上述的肌肉量較少、脂肪量較多的緣故。可是，若將肌肉量設定為同樣的標準，再來比較肌力和耐力的話，其間的差異性就會變得很小；因此，只要藉由訓練增加肌肉量並同時減少脂肪量，也能達到幾近男性的能力。

這個論點，從高地登山和自由攀登的世界中，也有許多與男性相比毫不遜色、活躍的女性登山者即可證明。

另外，在中老年人的登山中，經常登山的女性與偶爾才登山的男性相比，有時也會出現女性較強的現象。

此外，女性也有比男性有利的地方：

關於防衛體力方面，一般而言以女性較強。舉例來說，脂肪量較多，所以耐寒能力較佳（不過，從虛冷症患者以女性居多也可得知，在臉部和手腳等末梢神經的耐寒能力上，女性是較弱的），耐飢能力也很強，也較不易罹患高山症。

女性在忍耐疲勞方面的能力似乎也很卓越。有報告指出，在超級馬拉松比賽中，女性受到疲勞和肌肉痛等耗損較小。

行動體力方面，女性較優越的是柔軟度（圖 3-7）。這在防止疲勞和肌肉痛上可能是有助益的，在登山的時候也很有利。

一般女性在月經期間，體力和運動能力並不會顯著下降，不過，當中也有的人會出現較大的異常。

│ 3 │
小孩的登山

　　圖 3-8 是筆者與 5 歲的小孩一起健行時的心跳率。由於配合小孩的體力而慢慢走，所以筆者的心跳率即使很低，卻也是變動的。

　　另一方面，觀察小孩的心跳率，變動的形式與筆者幾乎一樣，但數值卻很高。因此，像這樣以同樣速度登山時，小孩的負荷會比大人還大。

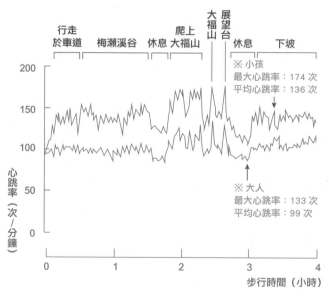

圖 3-8

小孩（5 歲女兒）與大人（35 歲男性）一起健行（房總丘陵的梅瀨溪谷～大福山）時的心跳率比較圖。

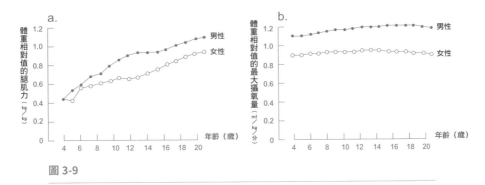

圖 3-9

a：小孩的肌力（腿肌力）的發展。
b：全身耐力（最大攝氧量）的發展。

　　圖 3-9 是顯示隨著年齡增長，小孩的腿肌力（a）與全身耐力的發展情形。肌力的部分，會隨著年齡的增長逐漸發展；而耐力的部分，小孩與大人的數值相比則毫不遜色。因此，在空手狀態下運動，只要求耐力的登山，對小孩來說並不會是太大的負擔。

　　另一方面，要求揹重物登山、需要強大肌力的登山，對小孩來說則是過大的負擔；而且，小孩的骨骼還在成長中，骨質密度也較小，在這個時期揹重物會對骨骼的發育有不良影響。

　　若要使用啞鈴等重量物的肌力訓練，必須要等到骨骼的成長（與長高幾乎是同樣的道理）結束才能開始。一般來說是高中階段以後才有可能，所以要求揹重物的登山運動，應該要等上了高中後再說。

　　讓小孩運動的時候，必須注意下列的事項：

　　每個人的快速發育年齡都不同，「平均」在男孩 13 歲左右、在女孩 11 歲左右，是身體急速長大的時期；男孩與女孩間的快

速發育時期，快的人與慢的人會相差到 5 歲之多。

　　因此以同年齡相比，男女間、早熟的小孩與非早熟的小孩間，體力上會有很大的差距。

　　所以與中老年人相同，在登山指導上必須考量到體力差距大的問題。

　　發育期時，骨骼的發展（延展）很快速，會超越肌肉的發展（延展），因而造成肌肉和肌腱相拉扯的緊張狀態，所以柔軟度較低、平衡感則會變差；若在這樣的時期讓小孩勉強運動，會引起稱為「成長痛症候群」的各種障礙（例如奧斯戈德氏病）。

　　在這樣的時期要特別提高柔軟度，運動前後一定要仔細做伸展和暖身運動才行。

　　另外，和大人相較下，小孩對環境的適應能力較低；舉例來說，由於汗腺較少，所以運動時的出汗量少、體溫容易上升；加上較不耐低溫，容易罹患高山症，因此在酷暑、寒冷、高地等環境運動時，都必須要比大人更加留意。

Chapter

4

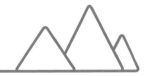

登山與體力訓練

　　前面探討了預防疲勞的步行方式、飲食方式和飲水方式等；但是，不管對於這些知識和技術如何嫻熟，若沒有具備登山的基礎體力，這些對策都只是杯水車薪、無濟於事，無法避免疲累。

　　反過來說，擁有強壯體力的人，即使不太注意防止疲累對策也能舒適地登山；舉例來說，歐洲的登山者在體力上很優秀，從登山口到山頂為止幾乎都不用休息，而且能以相當快的速度一舉攻頂（在阿爾卑斯山上，為了保護自己、避免遭遇雪崩等危險，這種能力是不可或缺的）。

　　不只是預防疲勞而已，抽筋、肌肉痛、肩膀僵硬、膝關節痛和腰痛等，幾乎所有在登山中常會出現的狀況，只要在平地透過適當的體力訓練都可預防；經由訓練強化體力，即可治療幾乎所有會在山上引起的狀況，說是特效藥般的效果一點都不為過。

| 1 |
何謂登山時的必要體力？

▍登山者的體力較差？

1964 年，在舉行東京奧林匹克運動會的同年夏天，立山舉辦了由各縣教育委員會和山岳聯盟等所推薦的登山者的集會，參加者都是登山經歷 5 ～ 10 年的老手，在各山岳團體都是中堅幹部或指導者的角色。

那個時候調查了登山者們的體格（身高、體重、胸圍、手臂和腿圍）和體力（肌力、耐力、瞬間爆發力、敏捷性、柔軟度、平衡感等），並與奧運候補選手和一般學生的數值做比較。

結果顯示，登山者的體力僅比一般學生好，與奧運候補選手不相上下的只有背肌力而已，其餘的體力都差得很多。

後來，立山山麓的教育部登山研究所在 1973 ～ 1978 年間，每年都針對大學登山社的嚮導進行體力測試，結果還是一樣。

這些結果被解讀為登山者的體力不足，也喚起了登山教科書界的覺醒。

筆者對於這樣的解釋，是持一半贊成、一半反對的立場，理由如下所述：

（1）贊成的理由

至今為止的多數登山者，對體力的關心不足，也不太做體力訓練；因此，現實中體力差的登山者也很多，對於這樣的人，這

個數據具有很大的意義，因為能夠增進他們對體力方面的關心。

（2）反對的理由

登山與平地的運動（以下簡稱「運動」）在運動性質有很大的不同，所以必要的體力也就不同。因此，測量登山時不太必要的體力，再與運動選手的體力相比，然後馬上做出「登山者的體力較差」的結論，是言之過早了。

舉例來說，數據中登山者的瞬間爆發力（垂直跳躍），比田徑的跳躍選手和排球選手來得低；另外，敏捷性（反覆橫跳）也比足球和籃球選手來得低；但是這些不見得就代表登山者在登山時的體力較差。

登山時需要體力是不言而喻的，但是登山時需要的是登山獨特的體力，亦即「登山體力」，所以並非只要培養與平地運動選手同樣的體力就能解決問題。以這種觀點出發的討論，到目前為止都很不足。

▌登山體力與運動體力的差別

登山體力與運動體力之間有何差別呢？體力中有各式各樣的要素，其分類方法也因研究者不同而迥異。本章以最常被使用的方法，也就是將體力的構成要素分解為速度、力量（肌力）、耐力等 3 種。

（1）速度

登山是一種步行的運動，而且因為要揹背包行走坡道，所

以會比平常的步行速度來得慢，可以說是所有運動中速度最慢的運動。

將速度以 1 分鐘內走幾步（跑步）來表示，登山（約 60 步）為短跑（約 250 步）的四分之一以下、馬拉松（約 200 步）的三分之一以下、步行（約 120 步）的二分之一。因此在登山中，有關速度的能力可以說完全不需要；因此瞬間爆發力與敏捷性等速度系統的體力比運動選手來得低，是理所當然的。

（2）力量（肌力）

登山中必須揹著背包上下坡道，所以具備某種程度的肌力是必要的。不過，在「登山時雙腿發揮了多少肌力」的調查中，揹 30 公斤背包攀登傾斜 14 度的陡坡時，也只發揮了最大肌力 50％的力量而已。因此，並不一定需要極大的力量。

（3）耐力

即便是馬拉松之類的運動，也只要兩個多小時就結束競賽了。相較之下，登山的活動時間長得多，而且有時還會持續進行好幾天，可說是所有運動中運動時間最長的，所以耐力很重要。

不過並不需要非常高的耐力，「最大攝氧量」（$\dot{V}O_2max$）是代表全身耐力最大值的一項指標，登山時只發揮了其中 50 ～ 60％左右的能力（馬拉松時發揮了 80％左右）。圖 4-1 是歸納上述內容的圖示。登山中不需要速度；肌力和耐力在某種程度是需要的，但不會使用超過最大能力的 70％以上。像這樣不將體力發揮到極限，而是在有餘力的狀態下進行的運動，稱之為

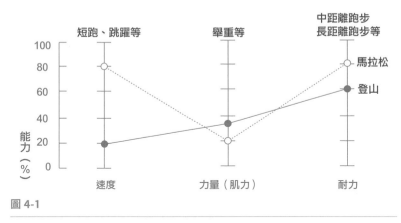

圖 4-1

從速度、力量（肌力）、耐力來看登山與馬拉松的特性。將登山狀態視作正式的夏山縱走，以揹 20 公斤背包、在傾斜 8 度的跑步機登山時的負擔程度計算。

「次最大運動」（submaximal exercise，或譯為「最大下運動」、「非最大運動」、「次大運動」）。

　　運動則完全相反。舉例來說，馬拉松必須具備速度和耐力，短距離跑步需要速度和肌力，足球需要速度、肌力、耐力的任何一種，運動項目不同，必要的體力也就不同，但其中的共通點是：在競賽中會完全將體力耗盡，競賽結束時幾乎不會有任何殘餘，這樣的運動稱為「最大運動」。

▍登山時容易輕視體力的理由

　　從前面這樣看下來，可得知登山體力和運動體力在性質上有很大的不同。

　　登山基本上是步行運動，所以不需要特殊的體力；加上是次最大運動，因此不需要極端強壯；登山者即使接受體力測試

也不會出現太傑出的成績，就是因為這個緣故。體力測試一般是用來測量最大運動的完成能力。

尤其是「不需要速度能力」的這一點，很值得大書特書一下，幾乎所有的運動項目都會要求速度，這項能力在 3 種體力中是最受到「資質」影響的。因此，若沒有資質就很難成功。

另一方面，登山因為不要求速度，即使沒有具備運動資質、運動神經遲鈍的人也能享受樂趣，並有進步的可能。優秀的登山家當中，不擅長運動的人意外的也很多，這就是證明。

登山是次最大運動的這件事，也是重要的特點，這代表只要具有某種程度的體力，不論年齡、性別，誰都能做得到。

假設年齡增加、體力衰退，屬於最大運動的運動項目就會直接受到影響（尤其是速度能力受到年齡增加的影響最大）；因此幾乎所有的運動項目，最佳狀態都只能維持到 30 幾歲的前半期。

相對於此的登山，由於是次最大運動，所以體力衰退造成的影響並不大。因此，即便是中老年人也能享受登山的樂趣，並藉由訓練維持高水準的能力；到了 40 或 50 幾歲，還是有很多活躍在第一線的登山家，就是最好的證明。另外，女性的體能比男性來得低，所以進行最大運動的運動項目時無法贏過男性，但是登山屬於次最大運動，所以不利條件會變小。在高地登山或自由攀岩的領域中，常可見到女性的能力展現出相比於男性也毫不遜色的表現，就是這個原因。

所以登山是不論運動神經的好壞、年齡、性別，誰都可以做得到的運動，這是登山最大的優點；但是另一方面，就是因為「在某種程度上誰都可以做得到」的性質，所以對體力和訓

練的認知程度較低。

　　屬於最大運動的運動項目，因為體力和競技力是直接相連的，所以很清楚體力的重要性。登山，若是在一定距離內以盡可能快走的競賽形式（最大運動）進行，大概也馬上就能明白體力的重要性了。

　　但是，一般在一定距離內以從容速度步行的登山形式，也就是次最大運動，由於不會出現明顯的體力差異，所以體力的重要性常會被忽略掉。

　　接下來會針對體力的 3 要素中，對登山來說最重要的「肌力」和「耐力」，做更具體的討論。

| 2 |
登山時必要的肌力

▍登山時會使用到的肌肉？

　　人體有 400 種以上的肌肉。圖 4-2 中標示出來的是主要的肌肉。登山時，哪一部分的肌肉是重要的呢？

　　不僅是登山，任何一種運動，要將各部分肌肉的重要程度加以量化表示，在現階段是有困難的。所以，筆者與機能解剖學專家討論後，以圖 4-3 呈現登山時會發揮重要功能的肌肉。

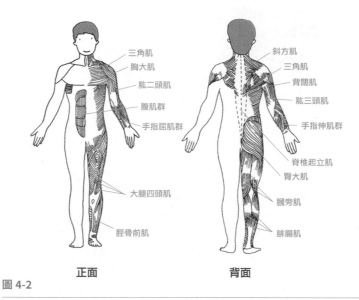

三角肌
胸大肌
肱二頭肌
腹肌群
手指屈肌群
大腿四頭肌
脛骨前肌

斜方肌
三角肌
背闊肌
肱三頭肌
手指伸肌群
脊椎起立肌
臀大肌
膕旁肌
腓腸肌

正面　　　　　　　背面

圖 4-2

人體的主要肌肉。

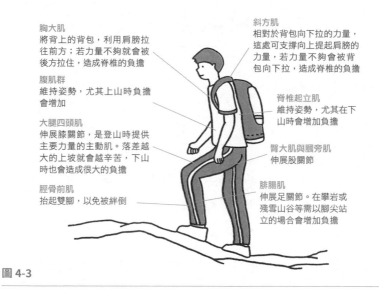

胸大肌
將背上的背包，利用肩膀拉往前方；若力量不夠就會被後方拉住，造成脊椎的負擔

腹肌群
維持姿勢，尤其上山時負擔會增加

大腿四頭肌
伸展膝關節，是登山時提供主要力量的主動肌。落差越大的上坡就會越辛苦，下山時也會造成很大的負擔

脛骨前肌
抬起雙腳，以免被絆倒

斜方肌
相對於背包向下拉的力量，這處可支撐向上提起肩膀的力量，若力量不夠會被背包向下拉，造成脊椎的負擔

脊椎起立肌
維持姿勢，尤其在下山時會增加負擔

臀大肌與膕旁肌
伸展股關節

腓腸肌
伸展足關節。在攀岩或殘雪山谷等需以腳尖站立的場合會增加負擔

圖 4-3

登山時擔任重要作用的肌肉。

▍腿部的肌肉

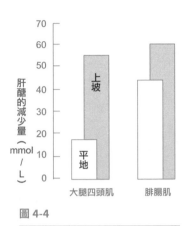

圖 4-4

平地與上坡（傾斜 6 度）各走兩
小時後，大腿四頭肌與腓腸肌的
肝醣減少量。肝醣的減少越多，
就代表該肌肉被大量使用。

登山是步行的運動，所以腿部肌肉的重要性無庸贅言。但是，腿部肌肉又分為很多種類，其中又以「大腿四頭肌」最為重要。

如圖 4-4 的實驗結果所示，這條肌肉在平地步行或跑步時不太會使用到，但在走坡道時的貢獻度就有顯著地增加。

在平地擅於持久行走、卻不擅登山的人，可能是因為這群肌肉的衰弱所致。這群肌肉不僅在上坡時會使用到，在下坡時還負責承受著地衝擊、支撐體重，功能相當重要。

藉由訓練強化大腿四頭肌，即能在不感到疲勞的狀況下持續步行。不僅如此，還有提高平衡能力、失去平衡時也能馬上恢復姿勢、較不容易發生抽筋和肌肉痛等各種優點。若強化這群肌肉，還可提高保護膝關節的能力，對預防、改善膝關節的疼痛也很有效果。

重要性僅次於大腿四頭肌的肌肉，就是腓腸肌。行走於一般的登山道，會以整個腳掌著地的方式步行前進，所以不太會用到，但若在攀岩或殘雪山谷等得用腳尖前進的地方時，就會增加負擔。另外，新手由於還不太擅長以整個腳掌貼地的方式

步行，所以會造成這群肌肉較大的負擔，容易引起抽筋。

　　脛骨前肌可在上坡時提起腳尖，避免被樹根或岩塊絆倒；若這塊肌肉衰弱，在特別疲累的時候，腳尖會拖在地面而容易摔倒。

▍軀幹的肌肉

　　腹肌和脊椎起立肌（背肌）附著在脊椎（背骨）的前後，有讓脊椎挺直的作用，所以也被稱為「姿勢維持肌」。登山時必須揹負重物，若這些肌肉太過衰弱的話，就負擔不了背包的重量，無法安定姿勢，容易疲勞，平衡也會變差，導致跌倒。

　　這群肌肉與腰痛也有很密切的關聯性，脊椎起立肌在日常生活中常會使用到，所以即使沒有刻意訓練，也不太會變弱，但是腹肌的部分，若不訓練就會馬上變弱。

　　如圖 4-5 所示，腹肌力一旦變弱，對腹腔的控制就會失效，腹部會向前突出（也是步入中年後小腹突出的原因之一），結果脊椎會過度彎曲，造成腰痛或椎間盤突出。

　　另外，腹肌不那麼弱的人，若背肌力相對的過強的話，腹側與背側的肌力會失去平衡而導致腰痛。進行激烈登山的人，

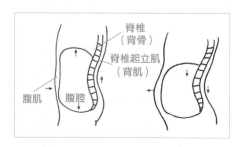

圖 4-5

腹肌力弱，腹腔會向前方突出，導致脊椎不自然地向前彎曲，造成腰痛或椎間盤突出等問題（圖右）。另一方面，當腹肌力變強，腹腔的內壓升高，脊椎即會伸直，對脊椎的負擔相對就會變小（圖左）。

最容易引起這種類型的腰痛，因為登山而造成背肌越來越強的同時，腹肌似乎會變弱；像這樣的人，在平地時就要進行腹肌力的訓練，必須讓前後的肌力達到平衡狀態。

除此之外，腹肌與動作的正確性、呼吸的運作以及排便等都有關係。

▌上半身的肌肉

揹負重物時，胸大肌與斜方肌等上半身的肌肉也很重要。若這些肌肉變弱就會無法承受重物，背部會被向後拉、無法順利地行走。另外，也是造成脊椎的負擔、肩膀僵硬、背部麻痺的原因。

最近的背包已經將背帶的幅度變寬，並附上腰帶和胸帶，所以與以前相比已經減少了負擔；但是，培養某種程度的肌力還是有其必要的。

另外在圖 4-3 中並沒有顯示拄著登山杖前進時，肱三頭肌（胳膊用力時臂上隆起的肌肉，位於肱二頭肌相反方向的肌肉）的肌力也是必要的。

由上所述，可得知登山時與全身各部位的肌肉間都有重要的關聯性。

| 3 |
登山必要的耐力

▍耐力由什麼標準界定？

為了長時間讓肌肉持續運作，肌肉內必須一直產生能量，這個能量是在肌肉中經由氧氣燃燒營養素而產生的。只要有定期補給營養素，耐力的好壞就會由肌肉能使用多少氧氣而定。

這個能力如圖 4-6 所示，是由負責將氧氣傳送至肌肉的肺、心臟、血管、血液等呼吸循環系統的能力（氧氣供給能力），以及肌肉內部使用氧氣產生能量的能力（氧氣利用能力）來決定。

這些能力以兩大重要指標顯示，即「最大攝氧量」與「無氧閾值」。

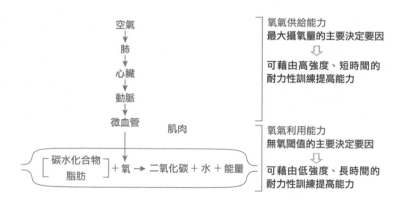

圖 4-6

人體的肌肉利用氧氣產生能量的構造。

最大攝氧量（$\dot{V}O_2max$）

（1）最大攝氧量

最大攝氧量是與耐力性運動成績有最深切關係的能力，登山也不例外，詳細說明如下：

人體不管在靜止時或運動時，都會隨時將氧氣吸入體內，相當於 1 分鐘的氧氣吸入量稱為「攝氧量」（$\dot{V}O_2$）。

攝氧量與體內的能量產生量之間有比例關係，1 公升的攝氧量，約能產生 5 大卡的能量；也就是說，攝氧量代表體內的能量產生量。

靜止時不太需要能量，所以攝氧量也較小；另一方面，當進行激烈運動時，會需要大量的能量，所以攝氧量也會變大。因此，運動強度越高，攝氧量就會跟著增加，但是並不會無上限地增加，到了某個程度就會打住，這就是最大攝氧量。

最大攝氧量有個別差異，一般的男性，每分鐘約為 2～3 公升（以下皆以男性的數值為例。女性約為男性的 7～8 成）；另一方面，累積持久訓練的人為 4～6 公升，數值較高，約為一般人的兩倍。

換句話說，訓練有素的人在同一時間可以產生比普通人多兩倍的能量。以登山來說，就是能用一般人的兩倍速度持續登山。

若以車子引擎為例，最大攝氧量則相當於「排氣量」。排氣量大的車，會使用較多的氧氣，產生較多的能量，因此能夠以更快的速度持續前進。

不過，即使排氣量很大，若像卡車般車體很重，就無法提

高速度。人體也一樣,即使最大攝氧量變大,若體重過重,其能力就會被抵銷掉。

通常,最大攝氧量並非為絕對值(公升／分鐘),而是以相當於體重的相對值(毫升／公斤・分鐘)來表示。相當於每公斤體重的每分鐘最大攝氧量,一般的男性約為 40 毫升;但是,馬拉松或越野滑雪的一流選手約為 80 毫升,為兩倍的數值。

(2)最大攝氧量與登山能力

在跑步、游泳、腳踏車、競速溜冰、划船競技等長距離運動項目,以及馬拉松、越野滑雪、鐵人三項等耐力性運動項目中,最大攝氧量越高的人,競賽成績就會越好。

登山不是競賽,所以很難明瞭其間的關係,但是就像國民體育大會中的縱走競賽般,在競賽形式中以時間分出勝負,最大攝氧量越大的人,速度就能越快。

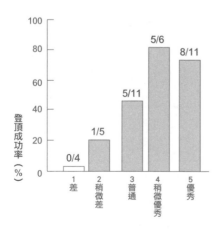

圖 4-7

最大攝氧量與高地登山成功率的關係。若此能力較低,成功機會也較低。

圖4-7 顯示高地登山的成功率與最大攝氧量的關係。最大攝氧量的評價值在 4 或 5 的人，其成功率較高；3 以下的人，其成功率會急速降低；1 的人，其成功率為零。像高地登山般的嚴峻登山，有無體力會明顯影響其成功機率。

最大攝氧量，不僅是行動體力，與防衛體力也有關係。舉例來說，最大攝氧量較低者，抵抗低溫或低氧氣的能力較弱，免疫能力也較低（易引起感冒等疾病）；另外也有報告指出，會容易罹患各種慢性疾病。在各種意義上，最大攝氧量是代表人體「生命力」的重要指標。

（3）最大攝氧量的目標值

表4-1 是歸納到目前為止針對登山家最大攝氧量的數據資料。以喜馬拉雅山登山家的資料居多，但也可視為是進行正式登山時的目標值，男性幾乎都在 50 毫升左右，這相當於怎麼樣的程度呢？

表4-2 是以年齡別、性別觀察日本人的最大攝氧量標準值。以這個評價來看，表4-1 顯示的登山家資料全部都被評價為「very good」以上。尤其是 Oelz 等人的報告中，歐洲一流的高地登山家的值相當於最上級的「super」；若以正式登山為目標的人，應該要以「very good」以上為目標才是。

50 毫升左右的最大攝氧量，已經比一般人來得優秀，不過與其他耐力性運動選手的值（60～80 毫升左右）相比並不算高。

理由就如同前文中所陳述，登山是次最大運動，所以不需要這麼極端的最大攝氧量。

圖4-7 中，最大攝氧量的評價值在 4 與 5 之間，在高地登

表 4-1

至目前為止，針對登山家的最大攝氧量報告。

試驗者	阿爾卑斯山登山隊（1953年英國）	安娜普納峰登山隊（1970年英國尼泊爾陸軍）	日本阿爾卑斯山無氧登頂者（1983年）	歐洲一流登山家	日本8000m高峰登頂者	日本海外登山經驗者	日本8000m高峰登頂者	日本國民體育大會山岳競技選手	安娜普納峰登山隊（1978年美國）
人數（人）	4	2	3	6	11	86	5	5	8
性別	男	男	男	男	男	男	男	男	女
年齡（歲）	32.3	30.5	31.3	40.7	30.5	30.1	33.0	25.9	35.6
身高（公分）	180.5	178.5	168.4	176.0	170.9	169.3	174.2	168.7	168.6
體重（公斤）	72.0	64.6	62.0	71.2	67.1	64.1	70.2	59.0	63.6
體脂肪率（%）	—	8.4	11.6	—	—	—	—	10.7	21.1
最大攝氧量（ml/kg·min）	51.6	50.4	50.7	59.5	57.1	54.8	58.1	55.6	43.7
評價	Very good 非常好	Very good 非常好	Very good 非常好	Super 非常優秀	Excellent 優秀	Excellent 優秀	Excellent 優秀	Very good 非常好	Excellent 優秀
備註	登頂者Hillary 的值為50.9ml	兩人都有登頂（使用氧氣）	遠藤、鈴木、川村等3人	以無氧方式登上8500m以上的山頂（R. Messner、Habler、Engle、Scott等人）	除1人之外都以無氧登頂	—	以無氧方式登上8200m以上的高度（小西、戶高、棚橋、松原、山本）	—	—
報告者	Pugh（1972）	Pugh（1972）	淺野等人（1984）	Oelz等人（1986）	島岡（1987）	島岡（1987）	山本（1995）	本多等人（1996）	Kramar等人（1980）

男性	評價						
年齡（歲）	Very poor 非常弱	Poor 稍微弱	Average 普通	Good 好	Very good 非常好	Excellent 優秀	Super 非常優秀
19	~36.2	36.3~40.1	40.2~48.0	48.1~51.9	52.0~64.9	65.0~74.9	75.0~
20-24	~35.2	35.3~39.1	39.2~47.0	47.1~50.9	51.0~64.9	65.0~74.9	75.0~
25-29	~33.7	33.8~37.6	37.7~45.5	45.6~49.4	49.5~59.9	60.0~69.9	70.0~
30-34	~32.2	32.3~36.1	36.2~44.0	44.1~47.9	48.1~52.5	52.6~59.7	59.8~
35-39	~30.7	30.8~34.5	34.6~42.5	42.6~46.4	46.5~51.2	51.3~58.4	58.5~
40-44	~29.1	29.2~33.0	33.1~40.9	41.0~44.8	44.9~49.8	49.9~57.0	57.1~
45-49	~27.6	27.7~31.5	31.6~39.4	39.5~43.3	43.4~48.4	48.5~55.6	55.7~
50-54	~26.1	26.2~30.0	30.1~37.9	38.0~41.8	41.9~47.1	47.2~54.2	55.3~
55-59	~24.6	24.7~28.5	28.6~36.4	36.5~40.3	40.4~45.7	45.8~52.9	53.0~
60-64	~23.0	23.1~27.0	27.1~34.9	35.0~38.8	38.9~44.3	44.4~51.5	51.6~
65-69	~21.6	21.7~25.5	25.6~33.4	33.5~37.3	37.4~42.9	43.0~50.1	50.2~
70-	~20.1	20.2~24.0	24.1~31.9	32.0~35.8	35.9~41.6	41.7~48.8	48.9~

女性	評價						
年齡（歲）	Very poor 非常弱	Poor 稍微弱	Average 普通	Good 好	Very good 非常好	Excellent 優秀	Super 非常優秀
19	~29.8	29.9~32.6	32.7~38.2	38.3~40.9	41.0~52.9	53.0~59.9	60.0~
20-24	~28.7	28.8~31.4	31.5~37.0	37.1~39.7	39.8~52.9	53.0~59.9	60.0~
25-29	~27.0	27.1~29.7	29.8~35.3	35.4~38.0	38.1~50.9	51.0~57.9	58.0~
30-34	~25.3	25.4~28.0	28.1~33.6	33.7~36.3	36.4~40.9	41.0~46.9	47.0~
35-39	~23.6	23.7~26.3	26.4~31.9	32.0~34.7	34.8~39.4	39.5~45.4	45.5~
40-44	~21.9	22.0~24.7	24.8~30.2	30.3~33.0	33.1~36.9	37.0~42.9	43.0~
45-49	~20.2	20.3~23.0	23.1~28.5	28.6~31.3	31.4~35.3	35.5~41.4	41.5~
50-54	~18.5	18.6~21.3	21.4~26.9	27.0~29.6	29.7~32.9	33.0~38.4	38.5~
55-59	~16.8	16.6~19.6	19.7~25.2	25.3~27.9	28.0~31.4	31.5~37.9	38.0~
60-64	~15.2	15.3~17.9	18.0~23.5	23.6~26.2	26.3~29.4	29.5~35.4	35.5~
65-69	~13.5	13.6~16.2	16.3~21.8	21.9~24.5	24.6~26.9	27.0~33.9	34.0~
70-	~11.8	11.9~14.5	14.6~20.1	20.2~22.8	22.9~24.9	25.0~31.9	32.0~

表 4-2

針對日本人製作，最大攝氧量的年齡、性別評價表。

山的成功率上並沒有什麼差異，這也是基於同樣的理由。

50 毫升左右的最大攝氧量，是只要累積持久訓練，任誰都能確實達到的值。因此，只要每個人都付出某種程度的努力，就能培養出高程度登山時所需的體力；女性的話，則以 40 毫升為目標值。

無氧閾值（AT）

關於無氧閾值，已經在第 2 章第 1 節中詳細介紹過，所以這裡只針對與最大攝氧量的關係作補充說明。

當持續進行最大攝氧量強度的運動時，大約只能維持 10 分鐘左右，因為乳酸將快速囤積，造成肌肉疲勞。最大攝氧量是測量全身耐力的最佳指標，但實際上這種程度的運動並無法長時間持續。

除了登山外，馬拉松、越野滑雪、鐵人三項等可以持續好幾個小時的運動，其運動強度並未到最大攝氧量的程度，而是相對較低，亦即乳酸出現前的運動強度，這個關鍵就是無氧閾值。因此，像這樣的運動競賽成績，相較於最大攝氧量，其與無氧閾值的好壞更有密切的關聯。

一般人的無氧閾值約在最大攝氧量的 50 ～ 60％左右，但是累積持久訓練的人，會提高至 70 ～ 80％左右。換句話說，越是持續進行訓練的人，其最大攝氧量就越能被有效利用。而所謂的無氧閾值，就是在長時間運動時，最大攝氧量能夠有效利用多少百分比的指標。

圖 4-8 中顯示最大攝氧量與無氧閾值的關係。最大攝氧量

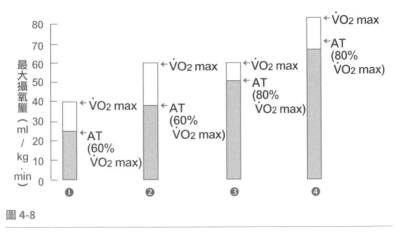

圖 4-8

最大攝氧量（$\dot{V}O_2max$）與無氧閾值（AT）的關係。

高的人（❷），無氧閾值會比最大攝氧量低的人（❶）要高。但是，即使最大攝氧量為同樣程度（❷、❸），累積越多訓練的人無氧閾值就會較高（❸）。像馬拉松、越野滑雪等耐力性運動的一流選手，最大攝氧量和無氧閾值都很高（❹）。

優秀的登山家多為❸的類型，但❹還是較為理想的狀態。

BOX ｜最大攝氧量與無氧閾值的自我判定方法

為了測量最大攝氧量，必須要有昂貴的二氧化碳分析儀，而測量無氧閾值則需要做血液分析。難道沒有其他方法讓自己簡單推測這些能力嗎？

（1）最大攝氧量的推測方法

從以前就設計了各式各樣的簡便方法，當中推測能力最高的是以提倡「有氧運動」聞名的美國人 Kenneth H.

Cooper 所提案的「12 分鐘跑走測試」。

　　這是一個先進行 12 分鐘的全力跑走，再從跑走距離推測最大攝氧量的方法，**表 4-3** 是日本人用的換算表。

　　不過這個測試是非常吃力的運動，所以訓練不足的人若突然進行會有危險，中老年人和肥胖者也不適用。而這個測試頂多只能觀察以空手狀態在平地跑步的能力，因此，即便只有在平地做跑步訓練，提高這個測試的成績，也不代表登山能力的提升；但進行提升登山體力訓練的結果，12 分鐘跑走的成績也會提升，這是很重要的。

　　另外，由義大利的運動生理學者 R.Margalia 提出的最大攝氧量推測方法如下所示。這是以擁有 y 分鐘跑完 x 公尺（1,000m 以上）的能力時，最大攝氧量會是多少的推測公式：

$$\dot{V}O_2max ＝（x +30y）÷（5y +5）$$

12 分鐘跑走成績（m）	最大攝氧量（ml/kg·min）	12 分鐘跑走成績（m）	最大攝氧量（ml/kg·min）	12 分鐘跑走成績（m）	最大攝氧量（ml/kg·min）
1000	14.0	2000	35.3	3000	56.5
1100	16.1	2100	37.4	3100	58.6
1200	18.3	2200	39.5	3200	60.8
1300	20.4	2300	41.6	3300	62.6
1400	22.5	2400	43.8	3400	65.0
1500	24.6	2500	45.9	3500	67.1
1600	26.8	2600	48.0	3600	69.3
1700	28.9	2700	50.1	3700	71.4
1800	31.0	2800	52.3	3800	73.5
1900	33.1	2900	54.4	3900	75.6

表 4-3

由 12 分鐘跑走成績推測最大攝氧量的換算表。

（2）無氧閾值的推測方法

目前尚未有較好的方法，所以筆者針對登山者提出如下的測試：無氧閾值能力，以登山來說就是「在 1～2 小時以上的範圍，在不疲累狀態下能夠持續的最高速度」。在實際的登山中，「揹 10 公斤的背包攀登 1,000 公尺高度的山，在不會喘不過氣的狀態下，能夠以何種速度登山」，即可視為此人的無氧閾值能力。

如果是這樣，任誰都能簡單地做測試，而且很實際。目前並無換算表，但依筆者的經驗來看，以正式登山為目標的人，至少也要有兩小時以內完成攀登的能力。

｜ 4 ｜
該選擇何種訓練？

▎最好的訓練就是登山

千日回峰是比叡山僧侶的修行之一，從第 1 年到第 5 年，每天要走 30 公里的山路、參拜約 300 個場所。到了第 6 年距離延長至 60 公里，第 7 年為 84 公里。行走山路的體力可藉由訓練顯著地提升，但讓人驚訝的是，像這樣激烈的修行，卻是由年紀已不算輕、又非運動員身分的僧侶們進行，進行修行的僧侶平均年齡為 40 歲前後，最高齡的完成者據說是 60 幾歲。

也有如下的例子。草野延孝在丹澤鍋割山的山頂上興建山屋，所有的建築材料都以人力搬運上山。草野當年已 51 歲，依舊可以揹負 80 公斤左右（重的時候有 100 公斤以上）的重物，一年間進行約 250 次以上的挑伕工作，聽他說與年輕的時候相比，快速行進的能力變差了，但是揹負重物緩慢行進的能力反而提高，48 歲的時候還曾經達到了最高紀錄（114 公斤）。

要達到像這樣的程度，必須長期付出超乎一般人的努力，不過在同時也得知了「登山的體力與年齡無關，只要訓練就可大幅度提升」；另外，也可以說「登山的體力，即使沒有經過特殊的訓練，只要常去登山，自然而然就能養成」。

一提到訓練，很多人想到的是必須在平地進行登山以外的訓練（跑步或肌力訓練）；但是，在平地的訓練充其量只是個輔助，登山本身才是最好的訓練。因此登山家常會說：「都只有去爬山，沒有做任何訓練。」這並不是什麼羞於啟齒的事（不過，只要登山就會有無可避免的狀況發生，所以最好還是事先在平地做好訓練）。

以游泳的訓練為例，要提高游泳體力的第一階段，就是盡可能地游泳。一週只游 1 次的人與游 5 次的人相比，當然後者的體力會提高；但是，當體力提高到某種程度後，就會無法再繼續拉高。若碰到這樣的情形，就要進行游泳以外的訓練，如此體力就會再提高，這稱為「補強訓練」。例如為了更加強化游泳時的肌力，會在陸上進行重量訓練。

登山也一樣。為了均衡強化「登山體力」，當務之急就是進行大量的爬山活動；若感到體力不足，才須在平地進行補強訓練以強化。

▎為何在平地的訓練是必要的？

要去登山，就必須騰出一段時間來；因此，要做到像運動選手般每天都練習該項運動是不可能的。

不過，登山的單次運動時間非常長，所以即使沒有每天去，只要 1 週去 1～2 次的話，就可以有很好的訓練效果。實際上，以這樣的頻率登山的專業嚮導或中老年的專業登山者，在平地即使沒有做訓練，也不會感到有任何的障礙。

但在現實中，每週都去爬山的人其實也不多。舉例來說，從頁 91 中介紹的中老年人登山者問卷調查的結果，觀察他們的登山頻率，1 個月 1 次左右的人占最多，約有 25％；每週都去的人不到 5％；前者可以視為只是去爬山，不算是體力訓練（圖 3-5-b，頁 92）。所以，為了能不感到疲累地登山，就必須在平地做某些補強訓練才行。

這樣看起來，對登山和運動兩者來說，補強訓練的作用有著根本的差異。就運動而言，補強訓練誠如其名，僅僅發揮著輔助的作用。但以登山的狀況與限制來看，補強訓練可能不再是輔助，反而要視為訓練的核心。

拿游泳訓練來說，如果 1 個月只能使用 1 次泳池，那麼其餘時間就必須在陸地上進行跑步和肌力訓練，以增強游泳的體力。登山的情況也是如此。

▎特殊性原則

進行跑步的訓練，跑步的體力就會提升，但是游泳的體力

並不會像跑步的體力般提升，反之亦然。

像這樣進行訓練時，該訓練的運動能力會大幅提高，但其他的運動能力卻不會同樣提高那麼多。

這樣的性質稱為「特殊性原則」。登山者在平地訓練時，必須特別考慮到這項原則，選擇與登山的特殊性較契合的運動項目，效果才會大；但若選擇了較不契合的項目，即使再怎麼努力，登山體力也不會提高。

圖 4-9 是顯示這項原則的概念圖，將登山體力的理想狀態以圓形來表示。可以大量爬山的人，就算不用考慮太多，也自然而然會培養出最低限度的登山體力（a）。相對於此，在平地進行別的運動以培養登山體力，在提高登山體力的貢獻度上，不管怎樣都比較小（b、c）。

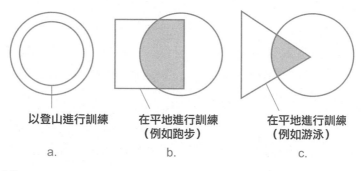

以登山進行訓練　　　在平地進行訓練　　　在平地進行訓練
　　　　　　　　　　（例如跑步）　　　　（例如游泳）
　　a.　　　　　　　　　b.　　　　　　　　　c.

圖 4-9

說明訓練特殊性的概念圖。大圓表示期望值的登山體力。進行某種訓練（○、□、△）時被強化的部分以綠色表示，沒有被強化的部分以白色表示。藉由實際登山的訓練，就能培養出必要最低限的體力（a）。選擇登山以外的運動項目進行訓練，就會出現不足的部分（b、c）。另外，還有不足部分會變大的項目（c）與不足部分會較小的項目（b）。理想的情況還是要頻繁地登山，並加上在平地的適當補強訓練。

因此，盡量選擇貢獻率高的運動項目是很重要的事。

例如，若要從跑步和游泳兩者間選擇一種作為登山訓練，那麼前者會比較有效果。

但更好的選擇是，搭配好幾種運動項目同時進行，比起單獨進行跑步或游泳的訓練，跑步和游泳的訓練組合效果會更大，因為隨著相互抵銷每個運動項目的缺點，每個運動項目的優點也會有加乘的效果。

▌筆者的訓練經驗──成功例與失敗例

登山者在平地經常進行的補強訓練，有步行、跑步、游泳、騎腳踏車等。每一項都是維持、增進健康的運動，都很值得推薦。**表 4-4** 顯示了為健康而進行這些運動的優點和缺點。

接下來從強化登山體力的觀點，來探討每種運動項目的優缺點。筆者從中學時代開始登山，持續了 25 年以上，但是除了在大學登山社活動的數年間外，都是 1 個月只登山 1 次的登山者，因此這些訓練也大致都有實踐過。

首先，對健行程度的輕度登山來說，任何一種訓練都會有效；亦即以輕度登山為目的的人，不需要考慮太多，不管哪一種運動項目都好，總之運動才是最重要的。

但是，若要進行必須揹重物、長時間上下陡坡的正式登山，不管選擇哪一種項目，都一定會出現某些缺點。

因此，若以正式登山為目標的人，就必須要考慮到運動項目的選擇。下述是筆者自己的經驗談：

	優點	缺點
步行	因為是壓力較小的運動，所以安全性高。對中老年人、肥胖者、身體障礙人士的復健都適用。不論何時、何地都能進行，所以很容易融入日常生活中。	運動強度稍微弱些，為了要提高效果，必須以某種程度長時間進行才行（可採快走的形式）。
跑步	運動強度強，所以短時間內就有效果。	為壓力較大的運動，所以會對心臟造成額外負擔，以及膝蓋、腰部等部位疼痛的危險。尤其是中老年人、肥胖者、生病或有身體障礙的人都必須注意。
游泳	對下半身（腿部和腰部）的負擔較小，所以對雙腿衰弱的人、肥胖者、膝蓋或腰部有障礙的人、孕婦等都適用。身體呈現水平方式，所以對心臟的負擔也較小。在濕度高的環境中進行，對氣喘患者也適用。	對下半身（抗重力肌）的強化不夠，而且必須要有泳池才能進行。
騎腳踏車	對心臟和膝蓋、腰部的壓力較小，而且是不容易膩的運動，所以很適合長時間進行。	只在平地慢騎的話，運動強度較弱（最好以某種程度的速度騎，或是加入坡道路程）。障礙物多的市區會很難進行訓練。

表 4-4

為了健康進行步行、跑步、游泳、騎腳踏車等運動時的優點與缺點。請注意優點和缺點是一體兩面，例如游泳不會對腿部造成負擔這點，在某些場合中是優點，但在其他場合中卻是缺點。

（1）游泳

筆者在高中時代曾經加入游泳社，所以對耐力有自信。但是大學時進了登山社，在第一次的集訓中，揹 35 公斤左右的重物爬北阿爾卑斯山時，卻馬上出現了腳抽筋、無法行走的狀況。

游泳是在水中讓身體漂浮的運動，腿肌並不會變得強壯，因此無法勝任要求強壯腿肌力的挑伕工作。

（2）跑步

大學畢業後到 30 歲左右，幾乎沒有進行體力訓練，但去登山時卻毫無障礙。大概是在大學登山社時體力鍛鍊的「存款」吧。

但是過了 30 歲後，登山時會明顯感到疲累，尤其是腿肌（大腿四頭肌與腓腸肌）的抽筋最為困擾。

因此，開始在平地進行慢跑（1 天 30 ～ 40 分鐘、1 週 3 次左右），之後腓腸肌就沒有再發生過抽筋了，但大腿四頭肌還是會有抽筋的情形。這大概是因為在平地跑步時的主動肌是腓腸肌，反而不太會使用到大腿四頭肌的緣故。

長距離跑步的選手，以空手在平地跑步時的實力很強，但若揹重物登山就不見得了。這也是基於同樣的理由。

BOX ｜ 大學登山社的體力訓練

大約 1970、80 年代之際，筆者還在大學登山社的時候，那時的理念是「技術就看社會山岳會，體力就看大學登山社」。正如其言，我們姑且不論技術，但體力方面有絕對不輸任何人的自信。

所以，我試著回顧當時做了哪些訓練。

（1）實際登山的訓練

除了春天的新人訓練、夏山集訓、初冬集訓、冬山集訓、春山集訓等 5 次的集訓（1～2 星期），其他隨時都有為期數日的個人登山（包含岩石或冰雪的攀登），以頻率來說，大約是兩星期 1 次，相當於 1 年間有 60 日以上都在登山。

另外在集訓時，從住宿地到入山的前幾天，一定都會揹約 40 公斤的背包進行縱走。

另外，到了營地後，以此為基地進行輕裝行動時，除了危險場所以外，都以快走步行。在劍岳進行集訓時，有小窗、三之窗、長次郎、平藏等 6 處殘雪溪谷相連，還曾經以競賽方式上、下山進行「殘雪溪谷周遊」的獨特訓練。

（2）在平地的訓練

一星期有兩次會進行全員集訓。其他的日子以外也會邀同伴進行跑步訓練。

共同訓練約兩小時，內容每天都不同，大概的內容如下：

❶ 首先在 1 圈 3 公里的大學校園周圍，以全力跑 2～3 圈（以競賽方式）。

❷ 接著進行約 30～40 分鐘的橄欖球或足球練習，若無法進行的時候，則以間歇形式跑 400 公尺田徑場 10 圈。

❸ 最後進行肌力訓練。內容有伏地挺身、仰臥起坐、上身後仰（每種都做 30 次 ×3 組）、單槓引體向上（20 次，無法持續的人總之先做滿 20 次）、提腳跟運動（30 次

×3 組，由兩人輪流揹起對方來進行）等。

這些並不是特殊的運動，當時的訓練也沒有考慮到背後的意義；但現在重新再看這些內容後，發現是相當合理的訓練。

事實上，每年入社的新社員中，也有很多是之前光讀書、幾乎毫無運動經驗和體力的人；但是，持續上述的訓練兩年後，每個人都能變得更強，登山能力也有提高。

（3）騎腳踏車

後來放棄了慢跑，選擇主動肌為大腿四頭肌的代表運動——騎腳踏車（1 天 1～2 小時、1 週 3 次）。當時筆者居住的地方有很多坡道，所以特別切合目標。

自從開始這個訓練後，大腿四頭肌就完全不會抽筋了，上坡時也幾乎不會再發生疲累不堪的情況。這項訓練，是目前為止筆者進行過的訓練中最有效果的，所以持續至今。

（4）腳踏車訓練的缺點

然而，最近筆者發現這項腳踏車訓練也有缺點：雖然它可以改善上坡時疲憊的狀況，但若碰到下坡的情況，還是會容易覺得疲累。起初還不知道原因在哪裡，後來才終於弄清楚。

如第 2 章所述，腿肌在上坡時是邊縮短邊發揮力量（向心收縮），下坡時是邊伸長邊發揮力量（離心收縮）。根據最近的研究，若不藉由會使用到離心收縮的運動做訓練，就無法培

養離心收縮的能力。

　　腳踏車因為有齒輪，所以只要在平地或上坡時踩動，下坡時完全不需要踩動，亦即在腳踏車運動中，只有進行向心收縮，能強化上坡時使用的肌力，卻無法強化下坡時使用的肌力。

如何選擇運動項目？

　　像這樣要藉由登山以外的運動強化登山體力，總是會出現某些缺點。表 4-5 是將步行、跑步、游泳、騎腳踏車運動等登山補強訓練，以筆者自身的經驗為基礎，歸納出優點和缺點（上下樓梯的運動請見後文）。

　　每項運動的共通點是「即使有某一部分適用，但不適用的部分居多」，沒有所謂的理想運動項目。因此，進行這樣的訓練，不足的部分就必須藉由其他訓練來彌補。

　　舉例來說，以游泳訓練為主時，由於強化腿肌的部分並不

運動項目	呼吸循環系統（強化心肺功能）	強化腿肌（尤其是大腿四頭肌）	
		向心收縮	離心收縮
步行	△	△	△
跑步	⊙	○	○
游泳	⊙	△	✕
騎腳踏車	○	⊙	✕
上下樓梯	⊙	⊙	⊙

表 4-5

從強化登山體力的觀點來看各運動項目的優點和缺點，效果以⊙＞○＞△＞✕的順序表示。不過這個評價只是筆者個人的經驗，不是絕對的標準（例如，訓練方式不同就多少會有差異）。

充分，所以必須與強化腿肌的訓練同時並行。

　　以步行或跑步為主的訓練，雖然也是腿肌訓練的其中一種，但光是如此，對大腿四頭肌的強化並不夠，所以必須額外進行強化此肌肉的訓練（不過若步行的訓練是在丘陵地或坡道多的地方進行，就能滿足登山的特殊性）。

　　另外，還有以相反概念進行的「交叉訓練」（cross-training）方式；舉例來說，持續進行跑步或騎腳踏車的訓練，若爬山隔天雙腿疲勞或膝蓋、腰部出現不適時，就改換進行游泳訓練；藉由這樣的方式，能夠在不造成下半身負擔的狀態下達到呼吸循環系統的訓練，讓已經疲勞的肌肉放鬆、促進恢復。

　　重點是，要隨時思考「進行這項訓練的目的為何？」，一邊下工夫找出最適當的方法，一邊進行訓練，這稱為「意識性的原則」。

▍強化下坡能力的重要性

　　登山體力中，有些部分在平地訓練中並不容易培養，例如「下坡的能力」。因為在對肌肉、肌腱、骨骼的物理性衝擊，以及肌肉細胞損傷的方面，下坡時的負擔比上坡要來得大；而且，因為這個原因而導致的意外相當多，所以強化下坡的能力是個重要的課題。

　　如前表 4-5 所示，在步行、跑步、游泳、腳踏車等運動項目中，跑步可能稍微有助於改善這項能力，但其他項目就沒有太大效果（若要從其他項目中挑選，大概就是球技運動吧）。

　　筆者曾經與一輩子都維持著登山者身分的著名登山家——

吉尾弘一起登山過；那時他說過：「只要觀察下坡的方式，就可得知對方是否持續地在登山。」這句話，充分表示了下坡的能力無法在平地進行強化，必須經由實際的登山才能培養。

上下樓梯訓練的有效性

不過，在平地還有一個方法能夠鍛鍊這項能力，那就是下樓梯。

這是與下坡的特殊性一致的運動。一階一階下的話就如同普通的坡道，若跳一階而下就成為下陡坡的訓練了。另外，若加快速度、揹重物下樓梯，即可增加負荷重量（但是太激烈的負荷重量對身體會有害，必須小心）。

利用樓梯進行的訓練，也能強化上坡的能力。上樓時，不僅是鍛鍊腳力，對提高心肺功能的效果也很好。從一階一階開始慢慢往上爬，到跳一階往上、加快速度、揹重物、以腳尖上樓等，有各式各樣的方式可以選擇。

像這樣上下樓梯，不管是下樓還是上樓，都可成為登山的理想訓練。上樓若感到疲累就改成下樓，下樓感到疲累後就改為上樓，調整適度的落差、反覆進行上下樓梯，如此一來，在對心肺和腿肌交互進行強烈的重量負荷的同時，也達到一定的訓練量，是典型的間歇訓練。

若事先測量樓梯的落差，即可得知升降高度差，這也是一項優點。藉此可想像實際登山的升降高度差，或將提高的體力以升降能力的數值做客觀確認，事先訂出 1 天 300 公尺的升降

為目標，也是激勵自己的一種方式[1]。

　　這個訓練的優點是不管在通勤時或在公司，隨時隨地均可進行。上樓梯時很吃力，所以很多人都討厭；即使這樣，也建議這麼想的人至少要以自己的雙腳下樓；雖然無法成為心肺功能的訓練，但提高肌力的效果，可使下坡能力多少變得強一些。

| 5 |
具體的訓練方法

　　前面的內容均在探討訓練的基本概念。本節則針對具體的訓練方法，分為耐力、肌力、柔軟度、平衡感、脂肪的減量、防衛體力等 6 項做介紹。另外，這裡列舉的訓練方法，只不過是無數訓練方法的其中一小部分而已；等基本的學會了，即可試著自己鑽研方法。

A ｜耐力的訓練

訓練的 3 原則

　　步行、跑步、游泳、腳踏車、上樓梯等訓練是提高「耐力」的具體方法，以運動生理學的用語來說，就是提高最大攝氧量

1　以日本車站的樓梯為例，1 階幾乎統一為 16 公分，所以只要計算出階數，即可得出升降的高度差。

和無氧閾值的方法。

　　為了提升這些能力，必須將訓練的❶強度、❷時間、❸頻率等 3 個負荷條件設定在一定水準以上。❶是該訓練要以多少的強度進行（以跑步訓練為例，即以多少的速度跑步），❷是 1天要進行多久，❸是 1 週要進行幾次。

▍最大攝氧量的訓練

　　從以前就有研究如何讓最大攝氧量提高的條件，如今基準已經幾乎確立，如**表 4-6** 所示。

　　當中的❷、❸很容易理解，但❶的條件卻很難懂。所以這裡用心跳率決定強度的簡易法，制定「以最大心跳率（220- 年齡）的 65 ～ 85％進行」的基準。例如 30 歲的人，目標心跳率就是（220-30 歲）×0.65 ～ 0.85 ＝ 124 ～ 162 次。

　　此表所示的 3 項基準的幅度都相當大，這是假設會有各式各樣體力水準不同的人利用的緣故。體力弱的人或剛開始訓練的人，強度、時間和頻率均以下限程度進行，體力強的人或已經習慣訓練的人，則以上限為目標進行。

　　實際上**表 4-6** 所示的基準，與一般人為了維持或增進健康而進行的運動基準，是完全一樣的。所以，遵循這個基準進行訓練，不僅能強化登山體力，又能維持、增進健康，有一石二鳥的效果。

　　圖 4-10 是按照這個基準，在平地進行 30 分鐘跑步後的心跳率。

❶ 強度：相當於最大攝氧量的運動強度的 50~80%（或是
　　最大心跳率（220- 年齡）的 65~85%）

❷ 時間：1 天 15~60 分鐘

❸ 頻率：1 週 3~5 次

表 4-6

能提高最大攝氧量的強度、時間、頻率等條件。

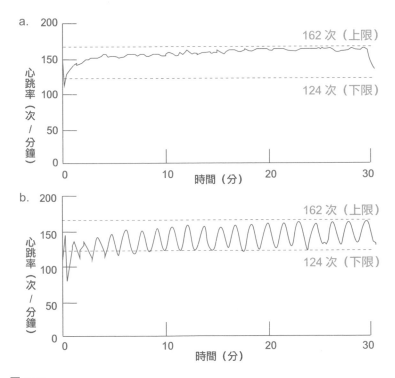

圖 4-10

30 歲的人以提高最大攝氧量為目標，進行持續訓練（a）與間歇訓練（b）時的心
跳率。進行間歇訓練時，心跳率在目標區的範圍內變動，只需調節運動與休息即可。
不過，有體力的人若想增加較強的負荷時，超出這個上限也無所謂。

　　a 是沒有休息、維持一定速度的跑步，心跳率幾乎保持在一定的數值；b 是邊休息邊跑步（45 秒的慢跑與 45 秒的步行反覆交叉進行），心跳率呈現上下起伏。前者稱為「持續訓練」，後者稱為「間歇訓練」。

　　間歇訓練就是運動斷斷續續地進行，所以對沒體力、不想勉強自己身體的人來說很適合。例如，即使無法一直跑步或游泳的人，只要以間歇訓練的形式進行，就能長時間持續。

　　間歇訓練的形式，對有體力並想進行大量高強度運動的人也很有效。高強度運動若不休息持續進行的話，會囤積乳酸、隨即感到疲累，無法達到訓練量；但是，若邊穿插休息，「高強度」與「量」這兩項原本難以並立的要素就能夠並行。在起伏坡道進行跑步或腳踏車以及上下樓梯的訓練（下坡時都是休息期），都可說是高強度間歇訓練的代表例子。

▎無氧閾值的訓練

　　提高無氧閾值的條件並不像最大攝氧量般明確，只要提高最大攝氧量，也會連帶提高無氧閾值，所以無法清楚區分改善兩者的條件。

　　不過，最好記住下述內容：為了提高最大攝氧量，強度比時間來得重要，**但無氧閾值則是時間比強度來得重要。**

　　提高無氧閾值的最好方法是以無氧閾值本身的強度、或是稍低的強度（亦即心肺不會感到吃力、可一直持續的強度），長時間（1 ～ 2 小時或以上）進行運動。一般人的無氧閾值位於最大攝氧量的 50 ～ 60 %，因此以**表 4-6** 來說，就是在提高最大

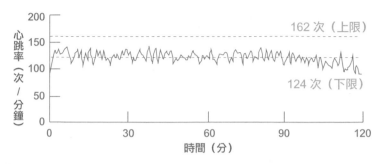

圖 4-11

30 歲的人騎腳踏車進行以提高無氧閾值為目標的訓練時的心跳率。由於到處都有坡道上上下下，所以心跳率呈現變動的狀態，但整體而言，對改善無氧閾值而言是適當的水平（目標區的下限）。像腳踏車這樣強度較弱的運動，很適合長時間持續（在柏油路上長時間跑步的話，腳則容易疼痛）。

攝氧量的強度下限進行運動。

　　最近的長距離跑步選手，大多會採取像這樣低強度、長時間的持久訓練，稱為「LSD 訓練」（long slow distance），圖 4-11 是顯示以腳踏車進行 LSD 訓練時的心跳率。

　　實際的登山，也是以無氧閾值附近的強度長時間地進行的運動。因此進行登山運動本身就是典型的 LSD 訓練，是適合提高無氧閾值的運動。

　　登山中，最大攝氧量和無氧閾值都很重要，兩者都必須要擬定鍛鍊的訓練計畫，亦即分為進行數十分鐘、較高強度運動的天數（最大攝氧量的強化日），以及進行 1 ～ 2 小時左右、低強度運動的天數（無氧閾值的強化日），交互進行為佳。

█ 量（習慣）的重要性

在被稱為耐力運動的運動類型中，有「速度型」項目，如田徑項目中的徑賽、馬拉松等；也有「耐力型」項目，如超級馬拉松和各種耐力賽（例如第 2 章第 5 節介紹的 24 小時越野耐力賽）。

速度型的運動項目為了成功，不僅是練習的量，質也相當重要；另外年紀輕也是必要條件，例如馬拉松選手只能保持一流水準到 30 歲的前半期。相對於此，耐久型的運動項目是「量比質還重要」，而且年齡的影響並不大；亦即，速度型運動項目的訓練方法很難，但耐久型運動項目的訓練就很單純明快。

舉例來說，跑完全程 100 公里「猿澗湖超級馬拉松」的選手中，前 30 位的平均年齡，男性為 40.0 歲，女性為 40.5 歲；而且成績順位與年齡之間並無關聯，與訓練量（1 個月間的跑步距離）則成比例關係。登山是典型的耐久型運動，因此為了強化登山體力，在不造成過多訓練的範圍內，最好盡可能地達到大量的訓練（訓練太過頭，反而會因為疲勞而降低體力、身體不適）。

之前提到，為了提高最大攝氧量，最低時間條件為 1 天 15 分鐘。但是，考量到 1 天內要步行好幾個小時的登山特性，僅 15 分鐘的訓練就想得到充分的效果，根本就是要求太多了（但比起什麼都不做，只做一點點確實已經好很多）。

還有如下讓人玩味的研究。隸屬步行愛好會的成員，每天都規定要大量步行，其中也定期參加步行大會的中老年人 20 位（平均年齡 59 歲，內含 6 位女性），與年輕的長跑選手 6

位（平均年齡 18 歲，全員都是男性），一起參加「Three-Day March」，在 3 天期間每天都各走 40 ～ 50 公里（7 ～ 9 小時）。

3 天期間行走的距離、時間、平均速度，中老年人的成績均比長跑選手來得優秀。

而且主觀的運動強度，相對於長跑選手的 15 ～ 16（疲累），中老年人為 12 ～ 13（稍微疲累），感覺較為輕鬆。另外，其中一名長跑選手由於膝蓋疼痛，所以在第 3 天中途就退出了。

若兩者進行 1 小時內的持久跑步，不用說，一定是長跑選手的實力比較強。但是，若是將近 10 小時的持續步行運動，光是靠最大攝氧量和無氧閾值等運動選手倚賴的持久能力，則會出現部分不適用的情形。

運動的耐力與對肌肉細胞的損傷、骨骼的壓力、鞋磨腳等的耐久性，以及執行營養補給、廢物處理的內臟能力等也有關聯；而且這樣的能力，僅在平地進行數十分鐘程度的持久訓練是沒有辦法培養的。

綜觀上述的內容，就又回到一開始提及「登山最好的訓練就是登山」的結論。登山者常會說自己訓練不足，但在平地進行更多訓練之前，筆者認為這句話也意味著必須更常去登山。

B ｜肌力的訓練

肌力訓練的意義

現代的運動選手，很多人除了練習自己的專業項目外，還會積極導入肌力訓練。圖 4-12 顯示了提升肌力後會有什麼優點。

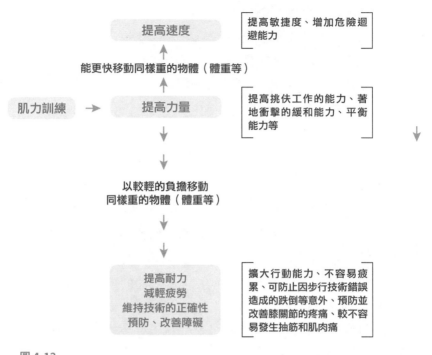

圖 4-12

肌力訓練帶來的各式各樣效果。括號內是顯示強化登山的主動肌「大腿四頭肌」時可預期的效果。

提高力量，同時也會有提高速度和耐力、減輕疲勞、技術安定化、預防並改善障礙等各式各樣的效果。因此，最近不僅是瞬間爆發型的運動選手，連馬拉松等耐力型的運動選手也很盛行做肌力訓練。

登山也不例外。圖4-12的括號中顯示強化登山的主動肌「大腿四頭肌」時產生的效果，可得知效果很好。

大家可能會認為肌力訓練對前往健行或輕登山的中老年人

來說是不適合的；但是，肌力會隨著年齡增加而降低，所以中老年登山者更應該要積極地進行訓練才是。

▎肌力訓練的方法

提到肌力訓練，也許大家都會聯想到使用槓鈴、啞鈴或訓練機器的正式訓練，但是登山只要能夠輕快地移動自己即可，所以能夠負荷自己體重的肌力訓練就已足夠。

有關登山時的必要肌肉已於前文中說明過，這裡只列出具體的訓練方法。

（1）半蹲

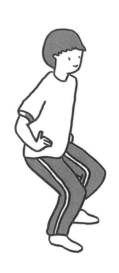

此為強化大腿四頭肌的代表運動。這片肌肉不僅是登山的主動肌，同時也是日常生活中的主動肌，所以在健康生活的層面上也有強化的必要性。另外，強化大腿四頭肌的運動，其他還有如圖 4-14 的各種方法。

圖 4-13

半蹲運動。雙腳稍微張開，慢慢彎曲。膝關節的角度彎曲到 90 度即可。腳尖和膝蓋方向要一致（膝蓋不向內側彎曲）。當肌力提高、能輕鬆完成這個動作時，可揹著適當重量的背包或以單腳進行動作。單腳進行半蹲時，為了確保平衡，可以用手扶著牆壁。

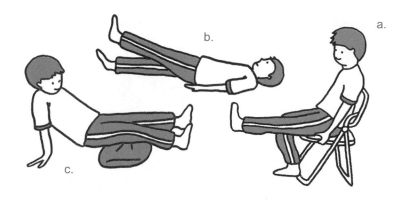

圖 4-14

鍛鍊大腿四頭肌的各種方法。這些對預防、改善膝關節痛也很有效果。

a： 坐在椅子上進行膝蓋的彎曲、伸直動作。當膝蓋伸直時維持約 5 秒鐘，運用大腿四頭肌出力。

b： 以仰躺姿勢、膝蓋伸直的狀態，單腳抬高約 30 公分，維持 5 秒鐘左右。

c： 在膝關節下方放個小枕頭，形成膝蓋稍微彎曲的狀態。腳踝固定不動，邊以膝蓋下壓枕頭、邊伸直膝蓋。伸直後維持 5 秒鐘，以大腿四頭肌進行收縮。

a～c 的運動各做 20～30 回為 1 組，最少要進行 3 組，當訓練變得輕鬆時，就再增加運動的組數。a 和 b 也可採取腳踝交叉的方式進行。

（2）提腳跟

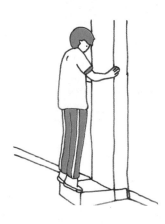

此為強化腓腸肌的運動。這片肌肉在登山中最容易發生抽筋，對預防也很有效果。

圖 4-15

提腳跟運動。在低台上以腳尖站立，慢慢以腳跟做上下動作。為了保持平衡，手要扶著牆壁。當能夠輕鬆動作後，可揹背包或以單腳進行動作。

（3）仰臥起坐

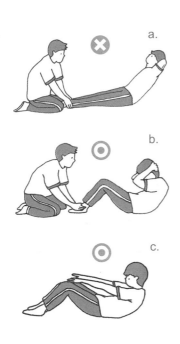

a.

b.

c.

此為強化腹肌的運動。這個運動，若以錯誤姿勢進行會造成腰痛（a），所以進行時要注意姿勢（b）。若覺得吃力的人，可以如 c 般將上半身稍微從地面抬起一些，到可以看到肚臍的程度即可。

圖 4-16

仰臥起坐運動。如 a 圖般，伸直膝蓋、伸直脊椎進行的話，會有腰部疼痛的危險性。如 b 圖，膝蓋彎曲成 90 度、脊椎以彎曲狀進行，才是正確的方法。無法做到 b 的人，也可如 c 圖般，手臂向前伸、上半身只稍微起來一些。b 能夠輕鬆達成的人，可在頭後方附重物或是在向下傾斜的檯面上進行。

（4）上身後仰

此為強化脊椎起立肌（背肌）的運動。不過一般來說，登山者這部分的肌肉都已經很強了，所以若非感覺特別需要，這個運動不做也行。而且，這片肌肉若過強，有時會破壞與腹肌力的平衡，因而造成腰痛。

另一方面，揹背包後身體會搖晃不穩的人或必須揹重裝備的人，最好都要做運動。進行這個訓練時，考量到與腹肌力的平衡，仰臥起坐和上身後仰大約以 3：1 的比例進行。

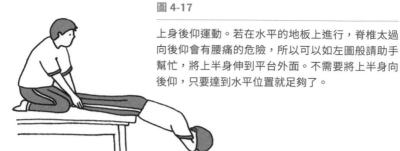

圖 4-17

上身後仰運動。若在水平的地板上進行，脊椎太過向後仰會有腰痛的危險，所以可以如左圖般請助手幫忙，將上半身伸到平台外面。不需要將上半身向後仰，只要達到水平位置就足夠了。

（5）伏地挺身

此為強化肱三頭肌和胸大肌的運動。若手臂遠離腋下就是強化胸大肌，若手臂緊貼腋下就是強化肱三頭肌。使用登山杖的人必須強化肱三頭肌，揹重裝備的人則需強化胸大肌。若在水平地面上覺得吃力的人，也可如圖 4-18 般以「斜向伏地挺身」的方式進行。

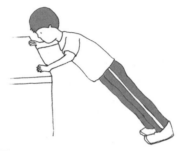

圖 4-18

伏地挺身運動。一般會在水平地面上進行，不過若感到吃力的人，也可如上圖般，以平台做斜向伏地挺身。

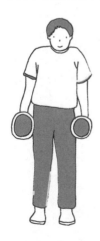

（6）縮肩

此為強化斜方肌的運動。揹重裝備的人或容易引起肩膀僵硬、頭痛的人，最好要做這個運動。

圖 4-19

縮肩運動。兩手持重物，在手臂伸直的狀態下，以肩部肌力做提起、放下重物的動作。

▎負荷與次數

　　進行肌力訓練時，必須決定負荷和次數，原則如**表 4-7** 所示。以某種負荷程度進行運動、一直到疲累為止的反覆次數，稱為「RM」（repetition maximum，為一種重量訓練單位）。舉例來說，某人以空手（亦即負荷自己的體重）反覆進行半蹲運動時，若到了 30 次就疲累不堪，就稱為 30RM 的負荷。

　　平地的運動選手為了提高肌力，會反覆進行 10 ～ 15RM 的負荷到疲累不堪為止，標準做法是以 1 天約 3 組、1 週 2 ～ 3 次的頻率進行；以半蹲運動為例，用槓鈴等器具增加負荷重量或用單腳進行等方式，藉由增減負荷的大小，最後達到 10 ～ 15RM 的負荷。

　　以這樣的方法訓練後，肌肉的橫截面（粗度）會逐漸增加，肌力與肌肉的橫截面幾乎成比例，所以肌肉越粗，肌力就越強。肌力提高、達到能夠反覆 15RM 以上的負荷時，可再增加一點

負荷（％）	RM	效果	
100	1	藉由增加神經系統的刺激能力來增加肌力	主要是提高肌力（肌肉耐力方面也會有某種程度的提高）
90	3~6		
80	8~10	藉由增加肌肉量來增加肌力	
70	12~15		
60	15~20		主要是提高肌肉耐力（肌力方面也會有某種程度的提高）
50	20~30		
30	50~60		

表 4-7

進行肌力訓練時，負荷、最高反覆次數（RM）以及與當下所產生的效果之間的關係。

負荷，之後再調回 10～15RM 的負荷。以這樣的訓練順序，就能持續增加肌肉的粗度以及肌力。

登山並不需要極端強大的肌力，而是能夠長時間持續反覆發揮中程度肌力的「肌耐力」比較重要。要培養肌耐力，最好以減輕負荷、增加次數的方式為佳。具體而言，就是以 20～30RM 的負荷，1 天約 3 組、1 週進行 2～3 次。進行輕登山的人、新手或中老年人，以這樣的訓練方式即可。

▋肌力訓練的注意事項

所有的訓練都有個共通點，肌力訓練也一樣，就是若不以正確方式進行，效果就會減半或導致身體不適。注意事項如下所述：

（1）以正確的姿勢進行

若以錯誤的姿勢進行，會導致身體不適。例如仰臥起坐運動若以正確姿勢進行，就會是保護腰部的運動，若姿勢錯誤的話，就會變成傷害腰部的運動了。做半蹲運動時也一樣，若姿勢正確即為保護膝蓋的運動，若以向膝蓋內側彎曲的姿勢進行，就有發生膝蓋痛的危險性。

為了防止身體不適，剛開始訓練的兩個星期左右，要減輕負荷、以正確姿勢進行；另外在訓練中，若發生疲勞、無法繼續正確姿勢時，不需要勉強，要馬上停止運動。

（2）以緩慢方式進行

以速度或反作用力進行時，會造成肌肉、肌腱、關節等部位過度的負擔，造成不適。雖然有些要求速度或強度的運動有必要進行這樣的訓練，但一般的登山是不需要的。與下述的（3）也有關聯，最好以緩慢方式進行為佳。

（3）須意識到負工作相

肌力訓練中，反覆進行某些動作之際，出力較大的一方稱為「正工作相」，相反的一方稱為「負工作相」。以半蹲運動為例，站起來時為正工作相，蹲下去時為負工作相。

肌肉在正工作相時是向心收縮，負工作相時是離心收縮，為了提高肌力，會容易誤以為正工作相比較重要，實際上卻非如此。根據最近的研究，負工作相時的肌力發揮也很重要。

以半蹲運動為例，比起放鬆力氣馬上往下蹲，邊使力邊慢慢將身子往下沉的方式效果會比較好。登山時為了強化下坡用的肌力，以這樣的方式進行是很重要的。

（4）注意呼吸的方式

進行肌力訓練時，若停止吸氣、使勁地做動作，血壓會急速上升，所以必須邊呼吸邊進行動作。尤其是中老年人更要注意。

原則上，要在正工作相時吐氣，負工作相時吸氣；半蹲的話，站起來的時候吐氣，蹲下去的時候吸氣；仰臥起坐的話，起身時吐氣，躺下時吸氣。

C｜柔軟度的訓練

伸展運動

若缺乏柔軟度，動作會不靈活，無法順利地運動，能量的流失也會很大，容易疲累，並造成跌倒意外。

同時容易引發肌肉、肌腱、關節的障礙。舉例來說，登山者常會發生的腰痛，就是因為腰背部（從背部到臀部、大腿的內側）的柔軟度變低所造成；另外膝關節痛，則是因為大腿的柔軟度變低而引起。

柔軟度會隨著年齡增加而降低，在發育期間也多會暫時降低。因此，中老年人或小孩，尤其需要柔軟度的訓練。

柔軟度會在行動中或疲勞時降低，而可能導致意外發生，因此在行動中，要留意別讓柔軟度變低。

以往訓練柔軟度的主流，是在想要柔軟的部分加強伸展；例如，為了提高腰背部的柔軟度而做前屈運動時，自己運用反作用力或是請別人幫忙壓背往前屈，這些方法雖然有效果，但容易傷害到身體。

所以後來設計了伸展運動。伸展運動，就是將想要柔軟的部位慢慢伸直，當出現舒服的伸展感時，暫時維持靜止狀態的方法。此種方法安全性高，現在多以此為主流。

伸展運動，除了改善柔軟度外，還有各式各樣的效果。舉例來說，若在運動前或運動中進行，激烈運動會變得更為順暢，也較不容易感到疲勞；另外，對於預防肌肉、肌腱和關節的障礙、肌肉抽筋、肌肉痛也很有效果；若在運動後進行，有加速

消除疲勞、減輕肌肉痛等效果。而且，若在日常生活中進行的話，對預防或改善腰痛、膝關節痛、肩部僵硬等也有益處，對身心放鬆的效果也很好。

因此，不僅要在登山前後和休息時做伸展運動，在平地的訓練前後，作為暖身運動或紓緩運動的一部分也很適合。或是，

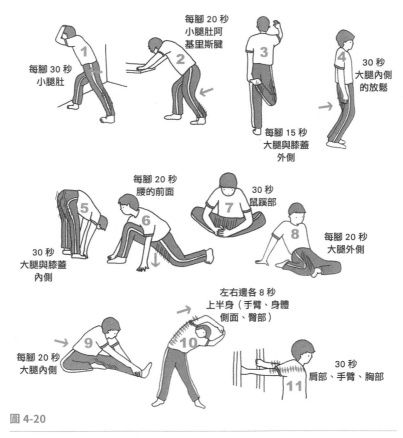

每腳 30 秒
小腿肚

每腳 20 秒
小腿肚阿基里斯腱

每腳 15 秒
大腿與膝蓋外側

30 秒
大腿內側的放鬆

30 秒
大腿與膝蓋內側

每腳 20 秒
腰的前面

30 秒
鼠蹊部

每腳 20 秒
大腿外側

每腳 20 秒
大腿內側

左右邊各 8 秒
上半身（手臂、身體側面、臀部）

30 秒
肩部、手臂、胸部

圖 4-20

在步行前後進行伸展運動的一例。針對斜線部分進行伸展。伸展的姿勢有非常多種，圖中所列舉的只是其中一部分。

不管有無運動，在每天的日常生活中，有機會就可以進行（例如邊看電視、報紙的時候，或就寢前在床上做伸展動作）。

圖 4-20 是在步行前後進行伸展運動的範例。若有運動中容易抽筋的部位，或在運動後感覺肌肉痛或僵硬的部位，可以特別加強伸展。另外，膝關節痛的人做❸和❽的動作，腰痛的人做❺和❾的動作，效果都很好。

做伸展運動時，邊將意識集中在目標部位（圖中的斜線部分），邊慢慢拉長到有伸展感覺為止，並且至少要維持靜止 20 ～ 30 秒，絕對不要拉長到會疼痛的地步，也不要運用反作用力；另外，若停止呼吸、使勁地做動作，血壓會上升，所以要邊緩慢呼吸邊進行。

柔軟度在身體溫暖時會提高，因此若以改善柔軟度為主要目的，在做完輕運動或入浴後進行會更有效果。

D｜平衡感的訓練

登山中，有很多失去平衡後跌倒引發意外的案例。平衡能力會隨著年齡增加而急速降低，所以中老年人因為這個原因引起的意外特別多。

平衡能力對登山來說是很重要的，但是訓練方法目前還不太明確，因為神經系統的能力複雜，要完全闡明是有困難的。

為了保持平衡，體內負責的感應器有：❶眼睛、❷內耳的三半規管、❸皮膚感覺等 3 個（圖 4-21）。

平常這些全部都會執行功能，因此可以輕鬆維持平衡。

但如圖 4-22-a 所示，當眼睛閉上後，❶的感應器無法發揮

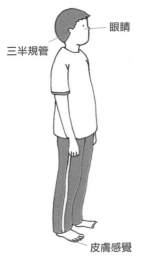

圖 4-21

與保持平衡有關的 3 個感應器。

作用，所以難以維持平衡。同樣的，如 **b** 般頭向後仰時 **❷** 的感應器、以及如 **c** 站在柔軟墊布時 **❸** 的感應器都無法正常運作，所以會變得難以平衡。

　若站在柔軟的墊布上，頭向後仰、閉上眼睛，要維持平衡就會很難；試著以單腳站立，則會加倍地困難；反過來說，若像這樣反覆進行訓練，就有提高平衡能力的可能性。

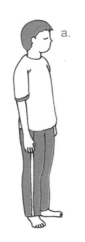
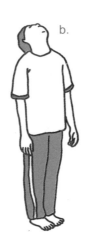
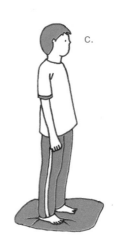

圖 4-22

與保持平衡有關的 3 個感應器無法作用的狀況。

　　若 3 個平衡感應器當中有任何一個或同時有幾個處於無法作用的狀態時，可以採用兩腳站立或以單腳站立的訓練；另外不要光是處在靜止的狀態，也要試著做些屈伸運動或步行等各式各樣的運動。

　　平衡能力與腳肌力也有關。例如，有報告指出腳肌力與平衡能力之間，是正向的相關關係；另外也有報告指出，若訓練腳肌力，可以提高平衡能力；換句話說，藉由強化讓平衡具體化作用的腳肌力，會有間接提高平衡能力的可能性。

E｜減脂訓練

▎肥胖的定義

　　肥胖的人，運動能力較低；而且，運動時對肺、心臟、血管、肌肉、關節等處會造成很大的負擔，不管內、外器官都會產生不適；此外，肥胖也是慢性疾病的源頭。

　　肥胖的定義是「身體有過剩脂肪囤積的狀態」，因此肥胖度是以體脂肪率（脂肪重量占體重的百分比）為指標判定。至目前為止，肥胖度多以標準體重與身高、體重間的關係來判定。但是，這個方法並不太正確。脂肪量少但肌肉量多的運動員會被判定為肥胖，相反的，脂肪量多但肌肉量少、乍看下身材苗條的「隱藏式肥胖者」卻被判定為不肥胖。

　　有關體脂肪率的測定，最近開發了一種生物阻抗法（在體內注入微弱電流，從抵抗電氣來推測脂肪量的方法），所以一

般人也能輕易測量[2]。

雖然體脂肪過剩並不是件好事，但若過少也是個問題，因為適度的脂肪有貯藏能量、保溫、緩和衝擊等功能。

體脂肪率的標準值，以一般登山者而言，男性為 15%，女性為 25%。

無法測量體脂肪率時，將體重（公斤）除以身高（公尺）的平方後得出 BMI（body mass index），是最具信賴度的指數；舉例來說，身高 160 公分、體重 60 公斤的人，BMI 就是「$60（kg）÷1.6^2（m^2）＝23.4$」。這個數值在 22.0 代表最健康，25.0 以上則判定為肥胖（慢性疾病的發生率高）。

減脂訓練

為了消除肥胖，必須減少過剩的體脂肪，有如下 3 個方法：

❶減少飲食量，減少攝取能量。

❷增加運動量，增加能量消耗。

❸減少飲食量，同時增加運動量（❶與❷的組合）。

舉例來說，1 天中，設定❶飲食量減少 500 大卡、❷增加運動量 500 大卡、❸飲食量減少 250 大卡、運動量增加 250 大卡等 3 個條件。看起來好像會出現同樣的結果，但實際上卻如圖 4-23 般，3 個都有不同的結果。❶是想要減重的人最常使用的

2　不過，若測量方法不正確，誤差就會很大，因此必須注意。這個方式，可以從體內的水分量間接地推測體脂肪率，所以若因為運動、飲食、入浴等造成身體水分的變動，體脂肪率的值也會有很大的變動。先弄清楚體脂肪值在何時會有多少的變化後，再選擇於同一時間做測量較好。

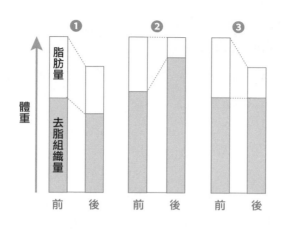

圖 4-23

3 種減脂法與其效果的差異。（以至目前為止的眾多實驗結果為基礎）

方法，卻是錯誤的。因為不僅脂肪量會減少，連去脂組織也會減少（肌肉變細、骨頭變脆弱），因此❷和❸才是正確的方法。❷的體重雖然不會有變化，但脂肪量減少、去脂組織量增加，所以會成為肌肉性的體質；如此即能解決肥胖的問題。對於準備要揹重物登山、想練成強壯肌肉和骨骼的人，這個方法很適合。❸的去脂組織量沒有變化，只有脂肪量會減少。對於進行自由攀岩等、想在不損害身體機能下減輕體重的人最為適合。

　　換句話說，為了健康地減重，不能光靠控制飲食，運動是絕對必要的。至於什麼樣的運動和飲食方式會比較適合，內容如下所述：

（1）運動

　　最有效果的是耐力訓練與肌力訓練並行。前者有增加運動中脂肪燃燒量的功用，後者可以增加肌肉量，就結果而言，有

增加靜止時（包含睡眠中）的脂肪燃燒量的作用。

進行耐力訓練時，在相對上低強度、長時間的運動，脂肪特別會燃燒。肥胖者為了防止發生身體障礙，最好選擇步行、游泳、腳踏車之類、對下半身負擔較小的項目。

進行肌力訓練時，最好以輕量負荷、多次數的方式，並以肌耐力訓練為主，導入各式各樣的運動項目，讓全身肌肉都能有效訓練。

（2）飲食

減少飲食量的注意事項如下：省略一餐不吃的做法並不太好，舉例來說，省略早餐，只攝取午餐和晚餐的營養，會因為生物週期的關係造成脂肪量不太減少，卻大量減少了去脂組織量。

三餐規律地飲食，並且要將重點放在早餐和午餐上，晚餐少吃為佳；另外在營養素方面，要減少碳水化合物和脂肪，不要減少蛋白質、維生素和礦物質。

體重的減輕，最好控制在 1 星期 0.5 ～ 1 公斤以下。若想要減去更多，就會連去脂組織也減少了。

另外，拳擊和柔道等需要控制體重的運動選手常進行的急速減重法（以水分限制或泡三溫暖來減少身體水分的減重方法），對登山者是有害無益的，不僅沒有減少脂肪的效果，還會伴隨著脫水等各式各樣的害處。

F｜防衛體力的訓練

登山得在嚴酷的環境中進行，所以會受到外界各式各樣的壓力，針對這些壓力的抵抗力，稱之為「防衛體力」。以下將登山者受到的壓力列表整理，如**表 4-8**。

有關防衛體力的原理，還存在著許多不明的點，目前有效的訓練原則還尚未確立，不過針對❶般環境壓力的訓練，相關的研究成果歸納如下：

（1）特殊性的原則

為了培養對環境壓力的抵抗力，基本上必須「將身體暴露在那個環境中」。舉例來說，要培養對炎熱（寒冷）的抵抗力時，原則上就得將身體暴露在炎熱（寒冷）的環境中。

（2）交叉適應

不過，若有進行耐力運動，即使不將身體暴露在該環境中，對環境壓力的抵抗力也會有某種程度的提高。例如在常溫進行耐力訓練，會增加對炎熱或寒冷的抵抗力。像這樣，超過特殊性原則引起的適應稱為「交叉適應」。

---

❶ **物理化學上的壓力** 炎熱、寒冷、低氧、濕度等
❷ **生物上的壓力** 細菌、病毒、寄生蟲等
❸ **生理上的壓力** 空腹、口渴、疲勞、失眠等
❹ **精神上的壓力** 緊張、不快、苦惱、悲哀等

表 4-8

登山時對身體造成的各式各樣壓力。

（3）特殊性的原則 × 交叉適應

最有效果的方法是（1）和（2）的組合搭配。舉例來說，比起在炎熱環境下處於靜止的狀態，在該環境進行輕量耐力訓練時的效果會更高（後者的效果約是前者的兩倍）。另外游泳的訓練（寒冷 × 耐力運動），可以提高耐寒性。同樣的理由，在寒冷時期穿著薄衣運動也會有效果。以冷水或乾布摩擦也屬於這個範疇。

（4）適應的需要期間

對環境的適應，很多對人體來說是攸關生死的問題，所以比起平常的體力訓練，成效會更早出現，舉例來說，大約 10 天左右就能培養到某種程度。因此，要在夏天登山時，最好從 10 天前左右就到炎熱的環境中進行輕量的持久訓練（對適應寒冷的必要時間目前還不甚明確），對低氧的適應方面，則大約需要 3 星期（見第 6 章）。最近，對於❷生物上壓力的抵抗力，也已經得知可藉由適度的耐力訓練來提高。像這樣的訓練能夠提高免疫能力，較不容易罹患感冒等感染症。

不過要事先聲明的是，過度的訓練會造成反效果，舉例來說，過度長時間暴露在寒冷的環境中，反而會讓抵抗力降低；另外，若進行過度的耐力訓練，會造成免疫力降低、容易罹患感染症，例如馬拉松選手看起來都很健康，但訓練過度的選手會比一般人更容易得到感冒。

對於❸生理上的壓力，如第 2 章和本章中所述般，在平地進行體力訓練和力行實際的登山，就是最有力的解決策略。

　　針對❹精神上的壓力，最近的研究相當多，被運動選手稱為是「精神訓練」或是「精神管理」，概念的基礎是：精神上的能力與身體上的能力都一樣，只要平常有進行訓練即可改善。

　　針對這個問題，本書在之後高地登山的篇幅中有簡單的描述，這裡就不再贅述。

BOX │ 登山體力就是健康體力

　　登山基本上對維持和增進健康是很有幫助的運動，在本文中已經提及多次；若登山是對健康有益的運動，考慮登山特殊性的日常體力訓練，也應該對健康有益。

　　美國健康教育休閒舞蹈學會（AAHPERD）提出❶心肺耐力、❷肌力／肌耐力、❸柔軟度、❹體脂肪率等 4 個與健康相關的體力要素，測量這些體力的測試法如右頁（表4-9）。如 A 所述的「耐力訓練」（頁 135）可以改善❶和❹的能力，如 B 所述的「肌力訓練」（頁 141）可以改善❷和❹的能力，如 C 所述的「柔軟度訓練」（頁 150）可以改善❸的能力。換句話說，登山體力的訓練可以說就等同於健康體力的訓練，尤其是以健康為目的登山的人，最好事先謹記這些再計畫，並實踐訓練。

體力要素	與健康的關連	AAHPERD 推薦的測試方法	訓練方法
❶ 心肺耐力	**＊若過低會增加的危險** 心臟病、糖尿病、肥胖、自卑感等。	**1 英里或 9 分鐘跑步** ☆可代換為 12 分鐘跑走（方法請見頁 122）。但持久跑步測試若非在累積足夠訓練後才進行，對身體會造成很大負擔，所以請注意。	**耐力訓練** ☆相對上以運動強度高、持續時間短為佳。方法請參照頁 135 等內容。
❷ 肌力／肌耐力	**＊若過低會增加的危險** 腰痛、椎間盤突出、肌肉與關節的障礙、骨質疏鬆症、自卑感、勞動或運動時的阻礙。	**仰臥起坐** ☆計算以圖 4-16-b（頁 145）的姿勢在 30 秒內可以做幾次仰臥起坐。雖然是為了了解腰痛的健康程度才選擇這個測試，但腳肌力等其他部分的肌力也很重要。	**肌力訓練** ☆大腿四頭肌與腹肌的訓練尤其重要。上半身的肌肉訓練也要盡量進行。
❸ 柔軟度	**＊若過低會增加的危險** 腰痛、椎間盤突出、肌肉與關節的障礙、勞動或運動時的阻礙。 **＊若過高會增加的危險** 因為關節變得不安定，容易引起障礙。	**長座體前屈** ☆也可代換為立位體前屈。雖然是為了了解腰痛的健康程度才選擇這個測試，但其他部位的柔軟度也很重要。	**伸展** ☆腰背部與大腿前面的伸展，各自對預防、改善腰痛以及膝關節痛都有效果。其他部位也建議進行。
❹ 體脂肪率	**＊若過高會增加的危險** 心臟病、糖尿病、癌症、膽結石、關節障礙、自卑感。 **＊若過低會增加的危險** 骨質疏鬆症、疲勞骨折、生理不順、疾病抵抗力降低。	**手臂與背部的皮下脂肪厚度** ☆因為利用生物阻抗法的體脂肪計已經很普及，所以直接使用即可。	**耐力訓練** ☆相對上以運動強度低、持續時間長為佳。方法請參照頁 157 等內容。 **肌力訓練** ☆相對上以輕負荷、多次數為佳。

表 4-9

由 AAHPERD 所提出，與健康相關的體力要素與其測試及訓練方法。在柔軟度和體脂肪率方面，不管過大或是過小都會有問題，請注意。（☆是筆者加上去的內容。）

Chapter

5

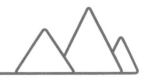

攀岩

　　日本的攀岩界在 1980 年左右有很大的轉變，之前主要是以穗高岳、劍岳、谷川岳等三大岩場為中心，以 UIAA（RCC II）的分級來說，就是以 IV ～ V 級為上限的攀岩活動，若難度再更高，就以人工攀岩方式進行。

　　1980 年左右，從美國導入了自由攀岩的思潮，以 UIAA 與美國的等級標準來說，VI 級以及 5.10 以上的困難路線，陸續被開發出來，之後攀岩的水準越來越提升，現在已經達到上限的 XII 級或 5.15。

　　若為 IV ～ V 級（5.9）程度的岩場，即使初次攀岩的人也能爬得上去，不需要特殊的技術和體力，但若為 VI 級（5.10a）以上的話，要攀登到頂上就需要某種程度的訓練，也就是說，必須要有一定水準的技術和體力（肌力、耐力、柔軟度等）。

　　進行高難度的攀岩時，需要與步行登山完全不同的體力，從肌肉生理面來看其間的差異，若將後者比喻為馬拉松，則前者就是短跑。目前科學上的資料並不多，所以接下來是介紹筆者至今所進行的實驗結果，以及討論攀岩時需要的體力與其訓練方法。

| 1 |
自由攀岩者的體力特性

傳統的攀岩（阿爾卑斯式攀岩），是以「腳力攀登、腕力輔助」的方式；在現代的自由攀岩中，為了減少腕力的負擔，盡可能使用腳力的攀登方式，依舊沒有改變。

但是，由於很多地勢是垂直岩壁或前傾岩壁，所以會特別要求上半身的肌力；因此，自由攀岩者與阿爾卑斯式攀岩者間的較大肌力差，推測會以上半身的肌肉為主。

以這樣的觀點，筆者曾經以自由攀岩者（A 群）、阿爾卑斯式攀岩者（B 群）、一般人（C 群）為對象，進行全身各個部位的肌力測量與比較。

A 群是當時日本第一線的自由攀岩者，能攀登 VI 級以上的岩場；B 群是採用阿爾卑斯式攀岩的大學登山社成員，能夠攀登 V 級，但無法攀登 VI 級；C 群是運動愛好者，但毫無攀岩經驗。

現在的自由攀岩水準，比當時提升了許多，攀岩的類型也有改變（經過斜板攀岩到岩面攀岩，現在則以前傾岩壁為主流），當時與現在的自由攀岩者或許在肌力的特性上也有差異。

但是，筆者詢問過從以前就開始進行攀岩運動的人，發現其與現在的自由攀岩者體力差異並沒有那麼大，基本的部分還是有許多共通點。接下來就先介紹這份資料，以及探討自由攀岩者必要的肌力特性。

手指的肌力特性

圖 5-1 是手指關節屈曲力測試的一部分結果。**a** 是放上 4 根手指（食指～小指，即 II～IV 指）時發揮的肌力，**b** 是只有放上 1 根手指（中指，即 III 指）時發揮的肌力。可將 **a** 視為是使用大把手點的肌力，**b** 是使用小把手點的肌力。另外，在攀岩中必須負荷自己的體重，所以肌力以相當於體重的相對值來表示。

觀察這張圖，B 群與 C 群相較下，4 根手指的肌力較強（**a**），但單獨 1 根手指的肌力則沒有差別（**b**）。阿爾卑斯式攀岩者多使用大把手點攀登，不太使用小把手點，所以很符合實驗結果。

另一方面，A 群的肌力不管是 4 根手指或 1 根手指，都比 B 群和 C 群來得強。自由攀岩者不管是大、小把手點，都能發

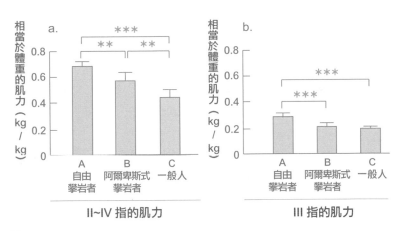

圖 5-1

自由攀岩者（6 人）、阿爾卑斯式攀岩者（6 人）、一般人（6 人）的手指肌力。a 為 II～IV 指，b 為 III 指單獨的肌力。＊代表不同組間有顯著差異，＊＊＊為「有很大的差異」、＊＊為「有差異」、＊為「有些微差異」，沒有＊記號的代表「沒有差異」。

揮強大的肌力。另外 A 群和 B 群相比，1 根手指發揮的肌力比 4 根手指時的差異更為明顯，很令人玩味。換句話說，自由攀岩者使用小把手點的能力特別優秀。

全身的肌力特性

以這樣的要領測量全身主要的關節，亦即肘關節、肩關節、脊椎、髖關節、膝關節、足關節在進行彎曲與伸直時的肌力。接著，換算成相當於體重的肌力，3 組間的比較結果即**表 5-1**。

（1）阿爾卑斯式攀岩者的特性

B 群與 C 群相較下，除了手指的肌力（I～V 指與 II～V 指）以外都沒有太大的差異。可得知阿爾卑斯式攀岩者只有手指肌力（也是使用大手把點的肌力）最發達，其他的肌力則沒有相同的水準。

B 群除了傳統的攀岩外，也有進行山澗登山、雪地混合攀登、冰攀等全面性的登山活動。所以也意味著，這些攀岩只要強化手指力量即可達成。

（2）自由攀岩者的特性

A 群和 B、C 群相較下，許多部位都有差異，亦即自由攀岩者、阿爾卑斯式攀岩者與一般人比起來，全身各部位的肌力都比較發達。換句話說，若這些肌力不發達，就沒有辦法進行高難度的自由攀岩。

其中特別發達的是：❶手指關節的屈曲力、❷肩關節的內

測定項目		主動肌	自由攀岩者 vs. 一般人	自由攀岩者 vs. 阿爾卑斯式攀岩者	阿爾卑斯式攀岩者 vs. 一般人
手指關節屈曲	I～V 指	淺、深指屈肌	+++	++	+++
	II～V 指	淺、深指屈肌	+++	++	++
	II、III 指	淺、深指屈肌	+++	+++	-
	III 指	淺、深指屈肌	+++	+++	-
肘關節	屈曲	肱二頭肌	+	+	
	伸展	肱三頭肌	+	+	
肩關節	內轉	背闊肌、胸大肌	+++	++	+
	外轉	三角肌中部	-		
	屈曲	胸大肌、三角肌前部	++	+	
	伸展	三角肌後部	-	-	+
脊椎	伸展	脊椎起立肌	+++	++	
髖關節	內轉	內轉肌群	+	-	
	外轉	臀中肌	++	-	+
膝關節	屈曲	膕旁肌	-	-	
	伸展	大腿四頭肌	++	++	
足關節	底屈	腓腸肌	++	+	

表 5-1

男性自由攀岩者（A 群）、阿爾卑斯式攀岩者（B 群）、一般人（C 群）間的肌力比較表。＋＋＋是「有很大的差異」、＋＋是「有差異」、＋是「有些微差異」，－是「沒有差異」。

轉力、❸脊椎的伸展力（亦即背肌力）。❶是以手把點支撐身體的能力，❷是吊起和拉起身體的能力，這些重要性都可以理解。

但對於❸或許會感到意外，這表示維持姿勢（固定）能力的重要性。同時，不僅是攀岩者，一流的運動選手也都擁有強

壯的背肌力。另外，還有一個姿勢維持肌──腹肌也很重要。A
群和 B、C 群之間，雖然許多部位都有差異，但有差異程度（＋
的數量）較大的部位與較小的部位，也有幾個部位沒有差異。
亦即自由攀岩者並非如健美選手般全身肌肉都很發達，只有用
得上的肌肉才有發達的必要性。

攀岩者與體操選手的肌力差異

平地的運動中最類似自由攀岩的運動項目就是器械體操；
實際上，一流的自由攀岩者中，有很多原本就是體操選手。測
量體操選手的肌力後，與 A、B、C 群的肌力做比較，結果顯示
如**表 5-2**。

測量項目		自由攀岩者 vs. 體操選手	體操選手 vs. 阿爾卑斯式攀岩者	體操選手 vs. 一般人
手指關節屈曲	I~IV 指	-	-	++
	II、III 指	+	-	+
	III 指	++	-	-
肘關節	屈曲	-	-	-
	伸展	-	+++	+++
肩關節	內轉	-	+	++
脊椎	伸展	-	+	++
膝關節	屈曲	-	++	++
	伸展	-	++	++
足關節	底屈	-	+	++

表 5-2

男性體操選手（4 人）、自由攀岩者、阿爾卑斯式攀岩者、一般人之間的肌力比較
表。除了體操選手以外，都與表 5-1 是同一批試驗者。記號的意義也與表 5-1 相同。

（1）自由攀岩者與體操選手的比較

兩者間幾乎沒有肌力差，但手指關節的屈曲力則以自由攀岩者較強，尤其是使用 II、III 指或 III 指時（特別是只使用 III 指）的差異最為顯著。亦即自由攀岩者全身的肌力就像體操選手般發達，加上還具備了使用小手把點的手指肌力。

（2）體操選手與阿爾卑斯式攀岩者的比較

除了手指關節與肘關節的屈曲力以外的全部項目，都是體操選手比較強，亦即阿爾卑斯式攀岩者只有手指肌力較強，其他的肌力則不太強。

▌攀岩者和體操選手的體格差異

從肌力上來看，自由攀岩者與體操選手相當類似。但是，若從體格上來看，相對於體操選手的肌肉發達，自由攀岩者則顯得苗條。

以自由攀岩者、體操選手、一般人為對象做測量，比較身高、體重、周徑（手臂和腳的粗度）與身體組成。結果顯示如表 5-3。

（1）自由攀岩者與一般人的比較（→參照 A/C）

身高雖然相同，但自由攀岩者的體重較輕。身體組成方面，去脂組織量幾乎一樣，但是脂肪量較少。周徑方面，自由攀岩者的前臂圍很顯著的較大，上臂圍和小腿圍也較發達，但胸圍和大腿圍則比一般人還要小。

測量項目	A. 自由攀岩者 （A/C）	B. 體操選手 （B/C）	C. 一般人	（A/B）
年齡（歲）	30.0	19.8	30	
身高（公分）	167.8（1.00）	166.5（0.99）	167.8	（1.01）
體重（公斤）	57.8（0.93）	61.9（0.99）	62.4	（0.93）
BMI（kg/㎡）	20.5（0.92）	22.3（1.00）	22.2	（0.92）
身體組成				
體脂肪率（%）	10.8（—）	10.1（—）	17.1	（—）
脂肪量（公斤）	6.3（0.59）	6.3（0.59）	10.7	（1.00)
去脂組織量（公斤）	51.5（1.00）	55.6（1.08）	51.7	（0.93)
周徑圍				
胸圍（公分）	87.4（0.99）	92.9（1.05）	88.6	（0.94）
上臂圍（公分）	27.8（1.02）	31.0（1.14）	27.2	（0.90）
前臂圍（公分）	26.6（1.06）	26.9（1.07）	25.2	（0.99）
大腿圍（公分）	49.1（0.97）	52.0（1.03）	50.6	（0.94）
小腿圍（公分）	36.0（1.02）	35.3（1.00）	35.3	（1.02）

表 5-3

男性自由攀岩者（9 名）、體操選手（15 名）、一般人（日本人的標準值）之間的體格比較表。

（2）體操選手與一般人的比較（→參照 B/C）

　　身高和體重幾乎相同，但身體組成方面，體操選手的脂肪較少、去脂組織量較多，是屬於肌肉性質的身體。周徑方面，除了小腿圍以外都比一般人來得大，這與大家對於體操選手的印象一致。

（3）自由攀岩者與體操選手的比較（→參照 A/B）

　　身高幾乎相同，但自由攀岩者的體重較輕。身體組成方面，

脂肪量相同、但去脂組織量較少。周徑方面，前臂圍幾乎相同，小腿圍以自由攀岩者較為發達，其他部位則均為體操選手較大。

　　從上述的數據看來，與最初預測的相同，自由攀岩者比體操選手的體型來得苗條。

自由攀岩者纖細、強而有力的肌肉

　　同時觀察表 5-2 與表 5-3，雖然自由攀岩者的肌肉比體操選手來得纖細，但卻能夠發揮同等、甚至更高的肌力。這與「最大肌力與肌肉橫截面積（粗度）成正比」的原則互相矛盾，但可能是因為下述的理由所導致。一條肌肉，是由直徑 10 ～ 100 微米的肌纖維以數百根到數萬根集合成束，從大腦發出的收縮命令（電器訊號）會經由神經送達肌肉，肌纖維收縮後即產生肌力。

　　當要發揮最大肌力時，會發送最多的訊號，參加收縮的纖維數也會達到最大。但即使是這種情況下，還是有處在「睡眠狀態」、沒有活動的肌纖維，不可能全部的纖維都進行收縮。

　　這是有理由的。當肌肉發揮 100％ 的能力，就會有損傷的危險，所以會在無意識中抑制大腦發送訊號；一般人即使想要發揮全部的肌力，也只能動員全體 70 ～ 80％ 的肌纖維；換句話說，即便想要發揮全力，實際上也只能發揮最大肌力的 70 ～ 80％ 而已。不過，非常時期會取消這個抑制，能夠動員接近 100％ 的肌纖維，被稱為「火災現場的神力」。累積嚴格訓練的一流運動選手，能夠自發性地動員接近 100％ 的肌纖維；根據研究，自由攀岩者在各種運動選手當中，這項能力是最優秀的。

　　另外，體操等其他運動大多需要發揮迅速、衝擊性的肌力，但是自由攀岩者則多採緩慢、衝擊性少的肌力發揮形式。肌纖維間有個叫作「結締組織」的支持組織，負責保護肌肉、避免受到力學上的壓力，像前者般發揮肌力的選手，結締組織就會很發達。

　　基於上述「自由攀岩者的肌纖維動員能力高、結締組織量少」的理由，就算是纖細的肌肉，也能發揮高度的肌力。攀岩者必須負擔自己的體重，所以僅用少量肌肉就能發揮的強大力量是很有利的。

　　但反過來說，自由攀岩者會經常將自己的能力發揮到臨界點；因此當受到非預期的巨大力量或衝擊力時，就容易造成傷害，必須注意。

▎現代一流攀岩者的體力特性

　　有個機會測量到平山裕示、小山田大、東秀磯、木村理惠等 4 位日本頂尖攀岩選手的體力。

　　平山裕示曾在世界盃獲得綜合冠軍，小山田大在最後一戰得到第 4 名，另外木村理惠是日本盃的綜合冠軍，東秀磯是國際定線員，雖然現在已不太出場比賽，不過他的實力可是在日本的前十名之列。

　　筆者得到他們的許可，以**表 5-4** 顯示出測量值，在這個體力測量中，選擇了任誰都能簡單完成的運動項目，而且是對攀岩來說重要的項目，所以有興趣的人可以自行測試後與之比較。

　　為了做比較，也對男性體操選手進行了一樣的測試。另

試驗者	平山	小山田	東	木村（女）	戶田	體操選手（8名）
攀岩能力	5.13d	5.13b	5.12c	5.12b	5.12a	—
年齡（歲）	29	22	39	30	31	19.6
身高（公分）	172	164	159	157	163.5	165.7
體重（公斤）	66.0	58.0	50.5	51.0	50.5	59.9
BMI（kg/㎡）	22.3	21.6	19.8	20.7	18.9	21.8
體脂肪率（%）	9.4	9.8	8.8	17.4	11.7	9.4
握力（公斤）	59.7	58.5	48.8	32.3	47.5	45.8
握力／體重比（公斤／公斤）	0.90	1.01	0.98	0.63	0.94	0.76
背肌力（公斤）	187.0	172.0	165.5	100.0	176.0	167.3
背肌力／體重比（公斤／公斤）	2.83	2.97	3.31	1.96	3.49	2.79
單槓引體向上（次）	37	25	35	15	—	13.6
仰臥起坐（次）	33	25	36	26	—	30.0
垂直跳躍（公分）	58.0	65.0	63.0	40.0	—	67.4
體前屈（公分）	24.1	24.3	19.8	26.1	19.0	—

表 5-4

男性體操選手（4 人）、自由攀岩者、阿爾卑斯式攀岩者、一般人間的肌力比較表。除了體操選手以外，都與表 5-1 是同一批試驗者。記號的意義也與表 5-1 相同。

外，也與 1980 年代領導日本自由攀岩界的戶田直樹（當時他的 Redpoint[1] 攀登能力約在 5.12a 左右）的數據一起呈現。

這裡顯示的體力資料，只不過是攀岩必要體力中的一小部分而已，不過也能看出各種訊息。

首先，以攀岩選手（除了身為女性的木村理惠以外）與體操選手相比較，除了對攀岩來說不太重要的垂直跳躍以外，結果幾乎都是同等，或是攀岩選手比較強，尤其是握力／體重比

1　「Redpoint」是指攀登者事前曾練習攀爬過該路線，之後以先鋒攀登的方式完攀，過程中沒有發生墜落。

和單槓引體向上等與攀岩關係密切的能力，很明顯是攀岩選手比較強。

接著，在攀岩選手之間做比較，平山裕示擅長 On-sight[2] 攀登，小山田大擅長 Redpoint 攀登，其各自的能力均號稱世界第一。

從數據來看，在握力、背肌力、垂直跳躍等瞬間爆發力的測試中，小山田大最為傑出；相反的，單槓引體向上、仰臥起坐等耐力測試中，則由平山裕示奪魁。困難路線的 On-sight 攀登與困難路線的 Redpoint 攀登相比，相對而言，前者的耐力較重要，後者則重視瞬間爆發力；平山裕示和小山田大的體力特性上，也反映了這項差異。

小山田大當時號稱是世界上指力最強的攀岩者，相當於體重的握力超過了 1.0；換句話說，擁有體重以上的握力，不僅是一流攀岩選手的目標，也是一項目標值。

東秀磯的體力與平山裕示和小山田大相比毫不遜色，但攀岩能力卻有很大的差距，這是因為他現在多從事其他工作，實際攀岩的活動時間較少，所以在技術和策略等體力以外的要因產生了差距。

木村理惠因為是女性，與男性攀岩選手相比，肌力值明顯較低。但是，即使是這樣的體力，也可以進行相當困難的攀岩（5.12b 的 On-sight 攀登）。另外，柔軟度是她的最大強項，充分善用了女性特長的柔軟度進行攀岩。最後，將這時期的頂尖攀岩選手與 1980 年代的頂尖攀岩選手戶田直樹做比較，雖然只

2　「On-sight」是指攀登者事前不知道攀爬資訊，第一次便完攀該路線，且過程中沒有墜落。

有握力和背肌力的有限數據，但看得出來戶田直樹的體力並沒有比較差。由此即可得知自由攀岩水準的提升，不僅是體力的提高，還有技術和策略等體力以外的影響。

| 2 |

攀岩與肌肉疲勞

自由攀登是與肌肉疲勞之間的戰爭，尤其是前臂的肌肉，當進行困難的攀岩，肌肉馬上就會硬化而妨礙攀岩；因此這塊肌肉除了訓練「肌力」外，還得訓練忍受疲勞、持續發揮肌力的「耐力」，以及對抗疲勞的「恢復力」。

但在攀岩的場合，若將肌力、耐力、恢復力等視為個別獨立的能力並不太實際。舉例來說，進行困難的前傾岩壁攀岩時，必須反覆運用到手指的強力，但同時肌力、耐力、恢復力等也都很重要。

因此，將這些能力視為相互關聯會比較適當。將目光轉移至肌肉內部的能量使用方式就比較容易理解，因為肌力、耐力、恢復力等全部能力，都是肌肉在被供給能量時所產生的。

▋產生肌肉活動的 3 種能量系統

人體的肌肉，有 3 種性質不同的能量供給系統，分別是ATP-PC 系統、乳酸系統、有氧系統（ATP-PC 系統與乳酸系統，因為沒有氧氣也能產生能量，所以也統稱為「無氧系統」）。

能量系統的名稱（特性）	能量的產生反應	動能特性		容量特性		氧氣需要量（產生1mol的ATP時必要的氧氣：mol）	疲勞物質
		最大動能（每秒每公斤肌肉的ATP產生能力：mmol）	到達最大動能的所需時間	能量的保有量（ATP產生能力：mol）	進行中程度運動時可能的持續時間		
無氧系統　ATP-PC系統（高動能低容量）	PC→C+P+ⓔ	8.6	＜1秒	0.34	30秒	0（不需要）	沒有
乳酸系統（中動能中容量）	碳水化合物→乳酸+ⓔ	5.2	＜5秒	0.7~5.2	1~7分	0（不需要）	乳酸（氫離子）
有氧系統（低動能高容量）	碳水化合物+O_2→CO_2+H_2O+ⓔ	2.7	3分	70	1.5小時	0.167	沒有
	脂肪+O_2→CO_2+H_2O+ⓔ	1.4	30分	8000	7.4天	0.177	沒有

表 5-5

與肌肉活動相關的 3 種能量供給系統與其特性。PC 是磷酸肌酸、P 是磷酸、C 是肌酸、O_2 是氧氣、CO_2 是二氧化碳、H_2O 是水、ⓔ 代表能量。

　　表 5-5 歸納了這些能量系統的特性，可得知各自擁有獨特的性質。下述的說法或許比較容易理解：人體的一塊肌肉中就有 3 種獨立的引擎，身體會視運動狀況來選擇最適合的引擎。車子的引擎，是汽油加上氧氣燃燒後產生能量，可稱為有氧引擎；但人體的肌肉，不只具備了有氧引擎，還有其他兩種引擎，所以能發揮多樣的能力。舉例來說，車子在沒有氧氣的水中無法運轉，但人體可以使用無氧引擎在有限的時間內進行潛水。

　　越理解這 3 種引擎系統的特徵，就越能在攀岩中得到運用肌肉的靈感。

（1）ATP-PC 系統

　　這是 3 種引擎系統中容量（能量源的儲存量）最小的，但動能卻最大；因此，適合要在短時間內大量出力的時候；稱為

「（最大）肌力」、「（高）動能」、「瞬間爆發力」等能力，
都是由這個系統所產生的[3]。

這個系統的能量源是磷酸肌酸（PC）。磷酸肌酸的貯藏量
相當少，所以若連續使用，就會馬上耗盡；肌力和動能無法長
時間發揮正是這個緣故。

不過磷酸肌酸只要經過休息，就能馬上恢復（恢復時是使
用有氧系統的能量）；因此，只要在運動間穿插適當的休息，
這個能量系統就能重複利用；亦即高肌力和動能可以反覆發揮
好幾次。

（2）有氧系統

與 ATP-PC 系統為相反性質，亦即動能最小、容量卻最大；
因此，適合小肌力的長時間持續運作。也可以說是產生「低動
能的耐力」的系統。步行登山時，幾乎都是使用這個能量系統。

有氧系統同時是 ATP-PC 系統和乳酸系統在消耗無氧系統
的能量時，擔任使其恢復的功用；也就是說，「恢復力」是由
這個能量系統所產生的。

（3）乳酸系統

動能容量介於（1）與（2）的中間。持續運作大肌力的場合，
光靠 ATP-PC 系統的容量不夠，而光靠有氧系統則動能會不足；
乳酸系統在這個時候會以輔助 ATP-PC 系統和有氧系統的形式，

3　運動生理學的用語中，肌力和動能的定義區別如下：與速度無關、發揮肌力的力量稱為「肌
　力」。另外，發揮肌力的力量與當時速度的相乘值即為「動能」。

執行非常時期的動員；可以說是產生被稱為「（高）動能的耐力」、「中等動能」能力的能量系統。

關於乳酸系統，有件事必須特別提出來說明：此系統雖然可以產生能量，但同時也會出現疲勞物質「乳酸」，具有雙面刃的性質。因此，在能量源（碳水化合物）耗盡之前，肌肉就會感受到疲勞。

雖然看似不合理，但可將之視為預防肌肉過度使用、造成損傷的自我防衛系統，攀岩正是挑戰這個極限的運動。

這個能源系統引發肌肉的疲勞，恢復（乳酸的去除、分解）時會使用有氧系統的能量，但與 ATP-PC 系統不同，完全恢復需要耗費許多時間（至少需要 30 分鐘）。

3 種能量系統在攀岩中會相互幫忙運作。圖 5-2 即顯示其關係。

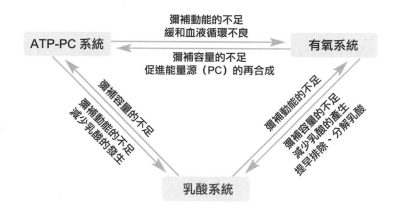

圖 5-2

3 種能量系統相輔相成的關係。顯示出若某個能量系統的能力較傑出，會對其他能量系統產生何種影響。

3 種能量系統的區別

3 種能量系統並非總是同時間運作，而是配合發揮肌力的大小、持續時間、形式（連續性或間歇性）等狀況，選擇最適合當下的能量系統。

圖 5-3 是顯示進行各式各樣類型的肌力發揮時，能源系統的使用方式。

（1）連續運動

如 a 般連續發揮小肌力（最大肌力的 30 ～ 40％以下）時，只使用有氧系統的能量；因為沒有使用到乳酸系統，所以不會

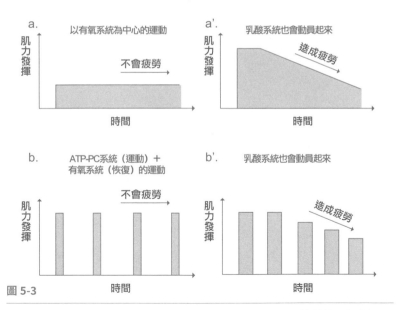

圖 5-3

各式各樣的肌力發揮類型以及當下使用的能量系統。a 與 a' 是連續性肌力發揮，b 與 b' 是間歇性肌力發揮。

引發肌肉疲勞。

但是，如 a 般發揮的肌力越大，有氧系統的能量會動能不足，所以乳酸系統也會被動員以彌補不足；結果就是造成肌肉疲勞、肌力降低（a'）。

（2）間歇性運動

如 b 般在發揮大肌力時穿插小休息的間歇性（斷續），只要運動時間短、休息時間長，就不會引起疲勞。

在這種情況下，運動期間會使用 ATP-PC 系統的能量，然後在休息期間，有氧系統的能量就會將消耗的 ATP-PC 系統能量再合成。

這個動作會反覆進行，所以不會利用到乳酸系統的能量。

但光靠休息時間變短、運動時間變長的方式（b'），並無法得到充分的能量，所以乳酸系統也會動員起來，結果就會引發疲勞、肌力降低。

▎前臂的硬化

前臂的「硬化」現象，在攀岩中每個人都曾經歷過，這是因為前臂的肌肉大量使用乳酸系統能量的結果；肌肉中的乳酸大量囤積，變得無法進行收縮和鬆弛。

在攀岩中，這塊肌肉是全身使用最多的；因此，以圖 5-3 來說，就是要像 a 和 b 般的方式使用，盡可能縮小對乳酸系統的依存度。

a 的使用方式，需要攀登時盡量將體重放在腳上的技術；

另外，b 的使用方式，採取雙手輪流休息的策略是必要的。

　　但像這樣的方式，在簡單的路線可行，在困難路線就很難做得到。

攀岩中產生的乳酸

　　在實際的攀岩中，乳酸究竟是如何產生的呢？接下來以人工岩壁做實驗來探討。

　　表 5-6 是能力各異的 6 位攀岩者（其中的 4 位是在前文中介紹過的一流攀岩者），在 15 公尺的人工岩壁（5.10c/d）上進行攀登，測量血乳酸濃度和心跳率。

　　從這張表可以看出，On-sight 攀登能力越強的人，越能在短時間內登頂，而且乳酸濃度和心跳率的上升幅度也較小。

　　尤其是在前 4 位，乳酸濃度約在 2 毫摩爾上下，最大心跳率也在 150 次左右，幾乎是以稱得上有氧運動的輕度負荷進行

試驗者	On-sight 攀登能力	握力 / 體重比（公斤 / 公斤）	攀岩時間（秒）	血乳酸濃度		心跳率	
				攀岩前（mmol）	攀岩後（mmol）	平均值（次/分鐘）	最高值（次/分鐘）
平山	5.13d	0.90	174	1.13	2.00	127	145
小山田	5.13b	1.01	160	1.19	2.41	140	151
東	5.12c	0.98	160	1.00	1.60	―	―
木村（女）	5.12b	0.63	215	1.22	2.56	132	149
H.T.	5.12a	0.78	246	1.46	4.13	145	164
K.K.	5.11a	0.71	306	1.25	3.84	158	173

表 5-6

On-sight 能力各異的 6 名攀岩者，攀登 15 公尺（5.10c/d）路線時的血乳酸濃度與心跳率的變化。乳酸濃度方面，全員在攀岩後都有增加，但攀岩能力越高的人，增加量越小。

攀登（同時，身為自由攀岩新手的筆者，在攀登同一岩壁較簡單的路線〔5.9〕時，出現了乳酸濃度為 9.46 毫摩爾、最大心跳率為 181 次的高值）。

為何會引起這樣的現象呢？在這張表中，以每位攀岩者的前臂肌力為指標，同時列出相當於體重的握力（握力／體重比），其中 H.T. 和 K.K. 的此值較低；因此，他們的前臂肌力較缺乏餘裕，對乳酸系統的依存度會變高。

不過，握力／體重比方面較 H.T. 和 K.K. 更低的木村理惠，以較低的乳酸濃度和心跳率進行登頂（而且更快），的確很讓人注目；這顯示了前臂肌力雖然很重要，但並不代表全部，技術也是非常重要的一環。

觀察她的攀登方式，較男性攀岩者稍弱的體力，在技術上以更謹慎的攀登方式，將對前臂的負擔降至最小。

表 5-7 是上述 4 位攀岩者挑戰比原本更困難的路線，發揮各自能力極限時的數據。以高 3.6 公尺、寬 5.4 公尺前傾的抱石攀登用人工岩壁（5.12b），到落下為止的反覆來回。結果，平

試驗者	攀登趟數	攀登時間	血乳酸濃度		心跳率	
			攀登前（mmol）	攀登後（mmol）	平均值（次/分鐘）	最高值（次/分鐘）
平山	7 又 2/3 趟	15 分 13 秒	1.44	5.84	175	203
小山田	8 又 1/3 趟	12 分 43 秒	1.24	6.09	174	200
東	2 又 1/2 趟	4 分 48 秒	1.10	4.35	130	157
木村（女）	1 又 2/3 趟	3 分 18 秒	1.27	2.69	130	152

表 5-7

4 名一流攀岩者進行困難的抱石攀登（5.12b），測量反覆來回到落下為止時的血乳酸濃度和心跳率。

山裕示和小山田大的成績與東秀磯、木村理惠的成績間有很明顯的差異。

　　與表 5-6 相反，值得注目的是攀岩能力優秀的平山裕示、小山田大的乳酸濃度和心跳率比東秀磯、木村理惠都來得高。平山裕示和小山田大在這樣極度困難的岩壁，忍耐乳酸的囤積（用積極使用乳酸系統能量的說法可能比較適合）、持續攀登的能力相當優秀。另外，從心跳率的數值可窺知，有氧系統的能量也都全部動員起來了。

　　從這些實驗結果來看，優秀攀登者的特徵如下：

❶ 攀登比較容易的路線（次最大運動）時，比起其他攀岩者，對乳酸系統和有氧系統能量的依存度較少，攀登時不會感到疲累。

❷ 攀登困難路線（最大運動）時，可從乳酸系統和有氧系統發揮大量的能量，所以能持續較長時間（或較長距離）的攀登。

　　這是在中距離程度的運動選手常見到的特性；舉例來說，優秀的中距離跑步選手與一般成績的選手以相同速度跑步，前者的乳酸濃度和心跳率會比較低，亦即能量效率佳，可以輕鬆地跑完全程；但若以全力衝刺的話，前者的乳酸濃度和心跳率也會提高，如此一來就能跑得更快。

▍減輕前臂肌肉疲勞的方法

　　攀岩最大的難關——前臂的疲勞，該怎麼做才能減至最低呢？

　　方法之一為藉由訓練增加前臂的能力（肌力、耐力、恢復力），詳情如後述。另外一個方法則是善加利用現在的前臂能力進行攀登，不過攀登困難的路線，無可避免地會在前臂囤積乳酸，因此要盡可能避免會囤積乳酸的使用方式。

　　舉例來說，以全力持續握住握力計，運動開始後雖然能夠使出很大的力氣，但一下子就會失去力氣；但是，在穿插短暫休息、反覆使出全力的狀況下，即可相當程度緩和力氣的減低。

　　以攀岩來說，用同一隻手持續抓著把手點，是最消耗肌力的拙劣方式。左右手交叉使用、穿插休息，才是抑制乳酸囤積、保持肌力的方法。

　　雖說是要斷斷續續地發揮肌力，但依休息時間和運動時間組合方式的不同，肌肉的疲勞程度就會有很大的改變。由於沒有以前臂為對象的實驗數據，因此以固定式腳踏車運動所得出的數據來觀察。

　　圖 5-4 是進行 100 秒內全力踩踏板運動，觀察若是改變運動時間與休息時間的組合，動能的維持能力會如何變化的實驗。

　　a 是顯示運動時間固定（10 秒）、改變休息時間（連續 50 秒、20 秒、10 秒、0 秒＝沒有休息）時推測的動能發揮程度；休息時間越長，就能維持越大的動能。

　　另外 b 是顯示休息時間固定（20 秒）、改變運動時間（連續運動 5 秒 ×20 次、10 秒 ×10 次、20 秒 ×5 次、100 秒 ×1 次＝沒有休息）時的動能發揮程度；可得知運動時間短、亦即將運動分段落進行的話，就能維持更大的動能。

　　換句話說，1 次的運動時間要盡可能短（a）、休息時間要長（b），就能達到更高的動能。

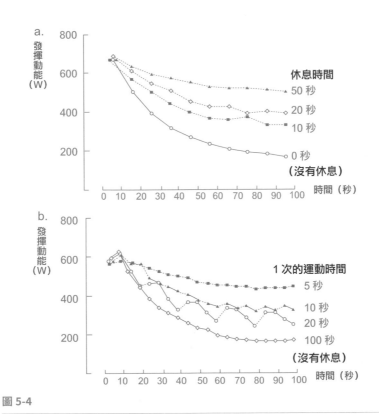

圖 5-4

觀察邊穿插定期的休息、進行全程 100 秒的全力運動時，若改變休息時間與 1 次的運動時間（b），動能的維持能力會有如何變化的實驗。

上述理所當然的推論，若碰到攀岩，還是有些無法解決的部分；例如以長距離的困難路線來做討論，這種情形可以採取的策略如下：❶困難的部分盡量在不消耗肌力的狀況下快速通過；❷途中在幾處的休息點停止動作，將手離開岩壁，讓肌力恢復。

不管是❶還是❷，左右手各自該以多少的間歇程度抓緊岩壁、離開岩壁，這個問題是很重要的；因為不論是太快或太慢，

都會增加肌肉的疲勞。

這個問題，以吊單槓的例子來討論就會更加清楚。以兩手垂吊的時候，單手的負擔會比較輕，但卻無法完全休息，所以最後還是會疲勞；若放開一隻手，那隻手雖然能夠完全休息，但另一隻手的負擔卻是兩倍。

以多久的間歇程度將手放開，讓吊單槓能持續最長時間，這是個相當深奧的課題。利用自己的身體嘗試各式各樣的方法，不僅可以鍛鍊前臂、也能同時鍛鍊頭腦。

在實際的攀登路線中，可以找到最適當的對應（策略、形式、行動），但當路線一更動，對應方式也會跟著變動；即使同樣的路線，也會依攀登者的個性不同而變動。優秀的 On-sight 攀岩者，是能夠快速找出該路線最適合應對方式能力的人。

另外，Redpoint 攀登比 On-sight 攀登來得容易的理由是，經過反覆多次的排練，找到最適合的應對方式後，就能將浪費力氣的程度減到最小。

| 3 |
訓練

本文將重點放在訓練的概念和原則上。在登山各式各樣的範疇中，自由攀岩最接近一般的運動，因此本文也會介紹一些現代訓練科學知識中對攀岩有用處的內容。

A | 針對訓練的基本姿勢

最好的訓練就是攀岩

在述及「步行登山」的內容時，曾經說過最好的訓練方法就是盡量前往爬山；攀岩也是一樣，最好的訓練就是到天然岩場或人工岩壁實際進行大量的攀岩，這稱之為「實踐訓練」。

最近已經變少了，以前只要一提到訓練，很多人會認為是必須利用槓鈴或訓練機器等方式進行攀岩以外的訓練。但是像這樣的「補強訓練」正如其名，只不過是輔助的手段而已。

圖 5-5 和圖 5-6，就是清楚說明上述狀況的實驗，探討為了提高跳躍（垂直跳躍）的能力，何種訓練才是最有效果的方法。

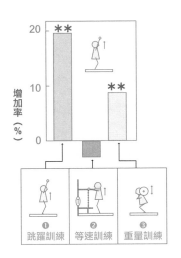

圖 5-5

針對提升跳躍能力的 3 種訓練，各自單獨進行時的效果比較。

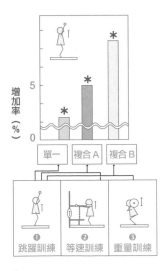

圖 5-6

針對提升跳躍能力的 3 種訓練，比較單一訓練與複合訓練的效果。

　　筆者設定了❶跳躍訓練（進行垂直跳躍的動作）、❷等速訓練（以膝蓋彎曲的姿勢，將肩膀頂到固定式的單槓，全力向上推）、❸重量訓練（以槓鈴反覆做半蹲運動）等3種訓練條件。這個實驗中，❶是實踐訓練，❷和❸是補強訓練。

　　❶、❷、❸各自「單獨」進行的情形，如圖 5-5 所示般，❶的效果最大。

　　❸雖然多少也有效果，但不及❶。另外❷則毫無效果。換句話說，若只進行1種訓練的話，選擇實踐訓練是最好的，補強訓練的效果則不大（或完全沒有效果）。

　　會有這樣的結果，只要思考一下就會覺得理所當然，但無法理解這個事實而進行失敗訓練的人卻意外的多。

　　常見的是誤以為補強訓練是比實踐訓練還要來得高難度的訓練，因而只進行補強訓練；像這樣的人，與其說是要提升攀岩能力，不如說對提升補強訓練的能力（例如舉槓鈴的重量或次數）更為熱中，但重要的攀岩能力卻是停滯不前。攀岩與其他運動不同，由於附近並沒有練習場所，所以不得已必須將重點放在補強訓練的人也不少，因此會犯這樣錯誤的可能性也就很高。

　　幸運的是，近來人工岩壁和攀岩板普及，比較容易能接觸攀岩或極類似的運動，善加利用這些設備、增加實踐訓練的時間，可以說是最重要的原則。

▍攀岩＋補強訓練的效果會更大

　　只看圖 5-5 的話，補強訓練好像毫無意義，但事實上並非

如此。如圖 5-6 所示,將進行❶的單一訓練與進行❶和❷或是和❸的複合訓練相比較,後者的效果會比較大;換句話說,補強訓練與實踐訓練搭配進行時,才會發揮威力。

另外圖 5-7 是針對改善短跑能力,調查肌力訓練和柔軟度訓練效果的研究。

比起只進行短跑訓練,短跑+肌力訓練或是短跑+柔軟度訓練的效果會比較好;效果最好的則是進行短跑+肌力+柔軟度訓練的時候。

圖 5-5 和圖 5-6 所示的性質與很多運動都相符合;因此,現代的競技運動選手,除了大量練習自己專門的運動項目外,進行提升肌力和柔軟度的補強訓練也已逐漸成為常識,攀岩也不例外。

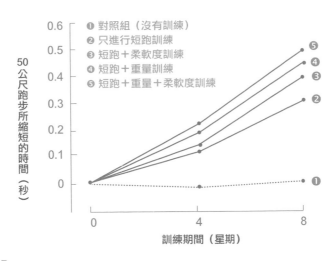

圖 5-7

對於短跑能力的改善,結合肌力和柔軟度訓練的效果。

　　一般的運動選手，至少一週會有 4～5 天進行該項目的練習，再加上 2～3 次的補強訓練。以攀岩選手而言，若是以高難度攀岩為目標的話，首先一週會進行 4～5 天的攀岩，再加上 2～3 次的補強訓練，強化不足的體力。

　　像這樣的訓練，若非一直在進行攀岩運動的專業選手，恐怕是無法實行的；但若不做到那樣的程度，就稱不上是與一般運動選手付出相同的努力。

▍即使只進行補強訓練，也比完全不做來得好

　　實際上，因為環境和時間的關係，無法進行足夠實踐訓練的人很多。那麼，只有週末才能進行 1 次攀岩的人，該怎麼做才好呢？

　　像這樣的人，就必須將重點放在補強訓練上。這有很大的困難，因為不管做了多少補強訓練，也無法變得與進行大量攀岩的人同樣傑出；但是，比起什麼訓練都不做還是好得太多。在目前訓練理論的常識中，為了提升體力，至少必須要有一週 2 次、甚至一週 3～5 次的訓練；亦即只在週末進行 1 次的攀岩，即便技術有提升，但體力卻不太能跟進。

　　但是，若除了週末的攀岩以外，平日就進行 1 次以上的補強訓練，那麼一週的訓練天數就有 2 次以上，因此藉由攀岩和補強訓練兩者的成效，即可達到體力的提升。

　　另外有報告指出，一週只運動 1 次的人，發生身體障礙或受傷的機率很高，這是因為對平常沒有運動的身體，突然加諸壓力的緣故。

只在週末進行 1 次攀岩的人，因為會攀岩一整天，所以危險性更高。從保護身體避免壓力、亦即障礙預防的觀點來看，補強訓練是很重要的。

B | 肌力的訓練

▍實踐訓練

對攀岩者而言，在必要的肌肉鍛鍊出必要的肌力是很重要的。若鍛鍊到不必要的肌肉，反而會讓體重增加，變成攀岩時的阻礙；相反的，若必要的肌肉有任何一塊沒有發達的話，也無法成功完攀。

為了達到這般困難的要求，進行實踐訓練是最好的方式。不用想得太難，只要進行攀岩、就自然而然會培養出最低限度的肌力了。從等級較低的路線開始攀登，只要有充足的時間、慢慢攀登，即便是困難路線的攀登能力也能自然培養出來。能全面性進行各種類型路線的攀登也是很重要的，藉由這樣的過程，就能均衡地培養出攀岩必要的肌力。

極為類似自由攀登的器械體操選手，也相當重視實踐訓練。體操的教科書上提及：「體操選手的肌力訓練是無法與技術訓練分開的，因此在進行目的動作的過程中，同時訓練該動作必要的肌力與技術是很重要的。」

以這樣的概念為基礎，體操選手常會進行如下的訓練：動作無法達到目的（例如吊環十字支撐）時，輔助員會支撐選手的體重、減輕負荷，達成以正確姿勢進行目的動作的練習；在

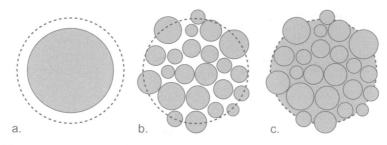

a.　　　　　　　b.　　　　　　　c.

圖 5-8

以虛線圓形代表攀岩的理想肌力，顯示各種訓練有多接近該理想肌力的概念圖。

a： 只進行實踐訓練的話，雖然能夠培養必要最低限度的肌力，但終究還是有極限、無法達到理想的水準。

b： 只使用自由重量或機器的肌力訓練，會無法強化必要的肌力或是強化到不必要的肌力上，尤其小圓的空隙部分變成阻礙，無法發揮足夠攀岩能力的可能性很高。

c： a 與 b 搭配進行，能夠抵銷兩者的缺點而留下優點，最有可能接近理想。

反覆的練習中，就會逐漸培養出該動作的必要肌力，到最後不需要輔助員即可完成動作。

　　這個方法，是解決「為了學會某個動作，練習該動作就是最好的方法；若完全不練習該動作，就永遠不可能學會」這個困境時的合理方式。

　　攀岩也是，進行抱石攀登時就可以使用這個方法，當遇到獨自無法攀登的圓石，可以請輔助員幫忙支撐體重的一部分，總之先攀登上去再說，隨著技術和肌力的提升，輔助員就慢慢將支撐的體重比例降低，最後即能一人獨自完成攀登。

　　另外，在進行長距離、困難路線的攀岩時，困難的部分先以 Hangdog（攀登時，經過墜落並在繩索上休息，最後達成完攀）的方式解決，之後再完成攀登的方法也與這個概念類似；不考慮原則，而以登頂為最優先考量的話，也不失為一個合理的方法。

▌補強訓練

　　累積實踐訓練後，當發現有特定的肌力不足的現象時，就要進行補強訓練。

　　補強訓練有：❶以負荷自己的體重進行、❷以負荷槓鈴或啞鈴等重物（自由重量）進行、❸利用訓練機器等幾種方式。其中對攀岩者來說，最基本的方法是❶。

　　❶的代表運動項目如引體向上（圖5-9）。引體向上稱得上是實踐訓練的一種，與攀岩的動作極為類似，所以效果當然也很好。

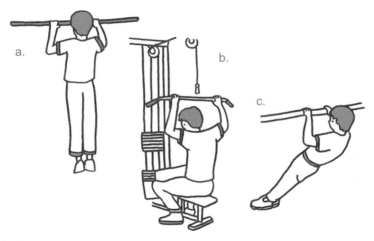

圖 5-9

攀岩的補強訓練中最基本的引體向上（a），可強化「吊起」和「拉近」的肌力。引體向上是強度很高的運動，所以無法做到的人可以將身體靠上單槓，先以手臂彎曲的姿勢（Lock-off）進行，然後再慢慢將手臂伸直、以身體往下的方式訓練。另外，使用訓練機器進行類似引體向上（滑輪機）的運動（b），或是斜向引體向上（c）的動作也可以。不管哪一種的，最好能同時變化手握幅度、手臂角度、手指出力等方式來進行。

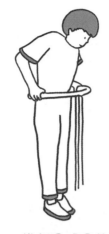

圖 5-10

撐體動作。如圖般將手臂屈伸，強化「往上提起」的
肌力；此運動與引體向上相同，是高強度的運動，所
以新手先從小幅度的屈伸訓練開始即可。

除了引體向上外，森正弘還推薦撐體
動作（圖 5-10）、仰臥起坐、提腳跟等 4
種基礎的補強訓練。這些訓練，不僅是自
由攀登，連阿爾卑斯式攀登和冰攀登等所
有的攀岩活動都很有效。

進行❷或❸的訓練時，必須要特別注意這些訓練對於強化
各式各樣的個別肌肉是有效果的，如表 5-8（頁 197）所示；其
方法也是確立的；但由於性質的關係，若進行方式錯誤，就無
法鍛鍊到必要的肌肉、或是過度鍛鍊到不必要的肌肉，也有可
能會無法提升攀岩能力。

在實踐訓練或進行類型❶的補強訓練過程中，若發現到有
某肌肉較弱的話，即可採用❷或❸的訓練。而且，要以「意識
性的原則」為基礎，邊清楚想像要強化攀岩的哪一個動作，邊
進行訓練是很重要的。

❷或❸的訓練相較下，選擇❷的人較多。❸雖然安全性高，
但動作的方向單調（例如很難加上扭轉的動作），可能會無法
完全對應複雜的攀岩動作。

另外，進行❷的訓練時，使用啞鈴會比槓鈴更能達到較細
部的訓練。

┃ 協同肌的協調訓練

進行補強訓練（尤其是❷或❸的類型）的人，有些事項必須要注意。藉由補強訓練雖然能鍛鍊攀岩時全身的必要肌肉，但卻無法保證可以順利完攀。

以圖 5-11 來做說明。這是以單槓做 Mantling 動作（手掌撐起身體後，踩在同一點位置站起的動作）時的肌電圖 [4] 圖解。在必要的時候，以必要的肌肉發揮必要的力氣（或是放開力氣），才能完成 Mantling 這一連串的動作。

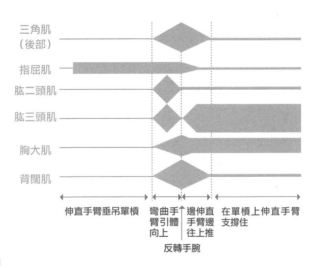

圖 5-11

Mantling 動作的肌電圖。黑色部分代表電訊號。在短時間內，多數肌肉會整齊地出力或放開力氣，做出流暢的動作。

---

4 要讓某肌肉運作的時候，會從大腦傳送電訊號到肌肉。在該肌肉上方（皮膚表面即可）貼上電極，就可測量到被傳送的電訊號，此即肌電圖。可以觀察到在運動的哪一塊肌肉在哪個時間點傳送了多少的電訊號。

　　即使有很大的肌力，若發揮力量的時機點和力量的大小調節紊亂，就無法完成目的動作；以極端的例子來說，人體全部的肌肉若同時發揮力量時，身體會維持僵硬的姿勢，甚至無法動彈。攀岩也一樣，為了執行攀登的一連串複雜動作，並非參與該動作的所有協同肌[5]的肌力發達就好，所有的協同肌必須在腦及神經系統的控制下，藉由謹慎地出力或放鬆，才能順利完成動作。像這般協同肌的協調性，光靠強化各別肌肉的補強訓練是無法鍛鍊的，必須同時配合大量的實際攀岩，才能納入腦的管制之下，讓協同肌達到統一的運作，在運動心理學中，這稱為運動的「自動化」。

　　接著請看下面的案例：一整天攀岩練習的結束之際，肌肉雖然已經相當疲勞，但原本一直無法做到的動作卻突然成功了，這並不是因為肌力變強才成功的，換個方式說，該動作的必要肌力已經完全具備了，只是現在才成功完成動作。

　　這是由於在某個契機下，肌力發揮的時機點和力量大小剛好符合（亦即協同肌的協調性確立了）的緣故，所以原本做不到的動作變得可以做到。

　　因此，若有某動作無法做到的時候，先思考究竟是肌力不足的原因，亦或是有肌力、但卻無法好好利用的原因，再進行適當的訓練也是很重要的。

5　為了完成某個動作，進行協調、運作的肌群統稱為「協同肌」。例如拉單槓時，前臂、上臂、肩部、胸部、背部等肌肉都會動員到，所以這些全都是協同肌。

▌增加負荷的方式（補強訓練）

一塊肌肉能有多大的肌力，是由❶肌肉的截面積、❷肌纖維的動員能力來決定的；因此，訓練方法有改善❶以及改善❷的兩種做法。

如表 5-8 所示，兩者的訓練方法有些許的差異。

目的		補強訓練			實踐訓練（攀岩）
		負荷條件	以健康為目的的人、新手	選手	
提升肌力	強化神經系統的刺激能力	相對於最大肌力的比例	完全沒做	80~95%	像短時間的抱石攀登等，要求發揮極度強壯肌力的場合，必須穿插足夠的休息（不適用於新手）。
		1 組的次數組數		6~1 次 6~10 次	
		每組間的休息時間		3~5 分鐘	
	肌肉肥大	相對於最大肌力的比例	50~60%	60~85%	中等程度的攀岩能長時間持續、相對上發揮較小肌力的攀岩（路線較短的話，可以減少休息、反覆好幾次）。
		1 組的次數組數	12~8 次 4~6 次	10~5 次 6~10 次	
		每組間的休息時間	3~5 分鐘	2~4 分鐘	
提升肌耐力		相對於最大肌力的比例	20~50%	20~50%	必須要有忍耐巨大壓力的體質，所以先進行 ❶ 的訓練以鍛鍊肌肉的粗度是有必要的。
		1 組的次數組數	10~100 次 4~10 次	10~100 次 4~10 次	
		每組間的休息時間	1 分鐘	1 分鐘	

表 5-8

進行肌力訓練時的負荷法，以及藉由訓練所提升的能力。（根據 Grossen，1989 年的資料為基礎製成，表的右欄部分是筆者增加的內容。）

原本以高負荷、低反覆次數（大約 15RM 以下）進行，是為了增加最大肌力的原則，若以相對上較低負荷、高反覆次數（10RM 前後）進行，即為❶的訓練。另外，若以高負荷、低反覆次數（1～6RM 程度）進行，即為❷的訓練。若減低負荷、反覆次數為 15RM 以上，就成為肌耐力的訓練。

以運動選手的肌力訓練來說，原本都是以❶為主流，但是隨著競技水準越來越高，最近如❷般的訓練也很盛行。

不過，像這樣的訓練造成肌肉、肌腱損傷的危險性也很高，所以不適用於新手。另外，這種訓練在一開始時，必須要有忍耐巨大壓力的體質，所以先進行❶的訓練以鍛鍊肌肉的粗度是有必要的。

▍增加負荷的方式（實踐訓練）

在實踐訓練中要強化肌力的時候，可採用與補強訓練一樣的思考方式，加強負荷即可（**表 5-8 右欄**）。這時，對各部位的肌肉來說，體重就是負荷。

舉例來說，進行困難的短程攀登路線或抱石時，需要在短時間內發揮強大的肌力，所以會增加肌力；相反的，進行簡單的長程路線攀登時，是長時間發揮小肌力的狀態，所以會提升肌耐力。

更有甚者，在如前者的攀岩當中，若進行相對上發揮較小肌力、長時間的攀岩，會有肌肉肥大的效果；若是進行發揮較大肌力、短時間的攀岩（例如要求發揮極度強大肌力的抱石攀登），即可提升神經系統的能力。

只要善用人工岩壁或攀岩板，就能自在地調節這些負荷，所以訓練效率會急速提高。

C ｜肌耐力、恢復力的訓練

難以清楚區分的肌力、耐力、恢復力

肌力與耐力（肌耐力）是常會對照使用的名詞。關於訓練方面，原則上「高負荷、低反覆次數」為肌力訓練，而「低負荷、高反覆次數」即為耐力訓練。

但是實際上，從肌肉生理面來看，肌力和肌耐力並無清楚區分的界線，而且肌耐力也並非能單純歸納之物，亦即高動能的耐力與低動能的耐力間，性質上有很大的差異。

另外在攀岩時，會混合運用肌力（動能）、高動能的耐力、低動能的耐力、以及恢復力，關於這些的訓練方法綜合整理如下。

要整理這些能力最好的方法，就是將焦點放在肌肉內部產生這些能力的三類能量系統（ATP-PC 系統、乳酸系統、有氧系統）。

肌肉能量系統與肌肉發揮能力的關聯性，整理結果如下：

（1）ATP-PC 系統：與肌力（動能）有關。

（2）有氧系統：與低動能的耐力和恢復力有關。

（3）乳酸系統：與高動能的耐力有關。

換句話說，想要改善某肌肉的能力時，只要改善相對應能量系統的能力即可。

　　這裡的重點是，這三種能量系統的訓練方法在做法上有很大的差異，因此進行合理的訓練時，必須先弄清楚是要進行哪一種能量系統的訓練。

從與能量系統間的關聯來看各能力的訓練

　　進行訓練時，一般會如圖 5-12 般，採取在運動中穿插休息、反覆好幾次的方法。

　　此時，必須決定❶運動強度、❷運動時間、❸休息時間等3 種條件。若採用自由重量或訓練機器的補強訓練，❶就代表要以什麼程度的重量進行；❷代表 1 組要進行幾次；❸代表每組間要穿插多久的休息。

　　另外實踐訓練的話，❶則代表要以最大肌力多少比例的肌力進行攀岩；❷代表 1 次攀岩試行所需的時間；❸代表每次攀岩試行間要穿插多久的休息。重點是，藉由❶、❷、❸搭配組

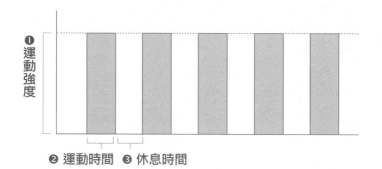

圖 5-12

進行訓練時必須考慮的 3 項條件。綠色部分代表運動。

能量系統	負荷條件			備註
	❶ 運動強度	❷ 運動時間	❸ 休息時間	
ATP-PC 系統	大	短	長	❶很重要，所以必須調節❷和❸避免乳酸囤積。
有氧系統	小	長	短	總量來說❷要大，因此必須調節❶，避免乳酸囤積。
乳酸系統	大～中左右	短～長	短～長	囤積乳酸，而且為了達到運動量，必須搭配❶～❸。

表 5-9

提升 3 種能量系統能力的負荷條件。

合方式的不同，會提升哪一種能量系統的能力也會隨之改變。具體的組合方式有無數的變化，但基本原則如**表 5-9** 所示。

（1）ATP-PC 系統的訓練

ATP-PC 系統的能力，與被稱為最大肌力和最大動能的能力同義。因此，這個能量系統的訓練方式，與前節介紹的肌力訓練方法是完全相同的。

ATP-PC 系統的訓練，為❶強度要大、❷時間要短、❸休息要長，概念圖就如**圖 5-13-a** 所示。亦即要有足夠的休息，反覆在短時間內集中發揮強大的力量。當這樣做時，ATP-PC 系統的能量會達到最大的動員，根據特殊性的原則即可提升 ATP-PC 系統的能力。

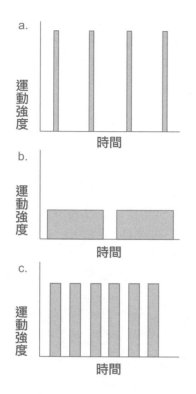

圖 5-13

為了提升 3 種能量系統的能力，運動強度、運動時間、休息時間分別要如何搭配組合為佳的概念圖。a 是提升 ATP-PC 系統，b 是有氧系統，c 則是乳酸系統。綠色部分代表運動。c 除了圖示外，還很多其他的變化方式。a ～ c 均以稍微誇張的方式描繪呈現。

以攀岩來說，就與在困難的抱石攀登中反覆穿插足夠休息時間的方法相當。

這個訓練的重點在於運動強度，若時間太長、或休息太短就會囤積乳酸。若是這樣，與其說是 ATP-PC 系統的訓練，還不如說是乳酸系統的訓練。

（2）有氧系統的訓練

有氧系統與低動能的耐力有關。另外，也與 ATP-PC 系統和乳酸系統的恢復有關。這個能力的訓練方法與 ATP-PC 系統完全相反，運動強度要小、時間要長、休息要短，概念圖如圖 5-13-b 所示；像這樣，有氧系統的能量能不間斷地被使用，所以心肺機能、環繞肌肉周圍的微血管，以及在肌肉中產生有氧性能量的酵素活性都會逐漸發達，結果就會提升有氧系統的能力。以攀岩為例，即相當於攀登好幾條較為容易的長程路線時的方式。

這個訓練的重點是要將時間變長，亦即在不過度訓練的範圍內，全部的運動時間（量）要盡可能地拉長，在攀岩的形式中，以 LSD（頁 139）的方式進行即可。要注意的是運動強度不可過大。若強度大，會囤積乳酸、引發疲勞，結果運動的時間就會變少，若變成這樣，與其說是有氧系統的訓練，還不如說是乳酸系統的訓練。

（3）乳酸系統的訓練

乳酸系統與高動能的耐力有關。ATP-PC 系統和有氧系統的訓練中，重點在於進行中不產生乳酸，但這個訓練剛好相反，重點是要產生乳酸。

為了產生乳酸，必須將運動強度提高至某種程度。時間和休息則有各式各樣的搭配組合，總之就是將要訓練的肌肉，藉由乳酸囤積達到某種程度的疲勞，圖 5-13-c 顯示的概念圖即是這種訓練的一例。

以攀岩來看，就相當於反覆攀登困難短程路線的方式。

不過，雖然囤積乳酸很重要，但要經過 1 ～ 2 條路線的攀登才能讓肌肉完全硬化的方式效率太低，而且之後還可能無法攀岩，結果反而會無法達到足夠的訓練量。

持續囤積乳酸到某種程度，而且要達到足夠的攀岩量，就必須以強度、時間、休息搭配組合進行；即使最後出現肌肉硬化的狀態也不要放棄，只要邊將負荷慢慢減低、邊持續進行即可。

另外，也必須留意下述的事項，即使前臂為肌肉硬化的狀態，但其他的肌肉（上臂之類）尚未到達肌肉硬化狀態的話，

這個訓練就會變成強化前臂的乳酸系統，而非強化上臂的乳酸系統。

如上所述，要以哪一種能量系統為對象，訓練方法會有很大的差異。

提到訓練，大家大多有「量要多才好」、「要訓練到肌肉硬化狀態才行」、「要進行到疲憊不堪為止」等片面的看法。但是，這些方法都只對提升某一特定的能量系統有效果，對提升其他以外的能量系統是沒有效果的。請在腦海中謹記，沒有一種萬能的訓練方法能夠同時鍛鍊所有的能量系統，所以要以各式各樣類型的訓練搭配進行，是很重要的概念。

D｜全身耐力的訓練

全身耐力對攀岩也很重要

全身耐力是常和肌耐力相對比的用語，定義有點模糊不明，本文是採用以步行登山為代表，使用有氧系統能量的全身耐力運動能力的意義。

表示全身耐力的最佳指標為最大攝氧量，步行登山可以說幾乎是純粹的有氧性運動，所以其運動能力與最大攝氧量間有密切的關係。

另一方面，攀岩的無氧性運動的要素很大，所以其能力與最大攝氧量間很難會有直接關聯（例如短跑選手就不需要）。但是，也不完全是說攀岩不需要最大攝氧量。

圖 5-14 是使用固定式腳踏車，進行反覆 10 組、持續 10 秒

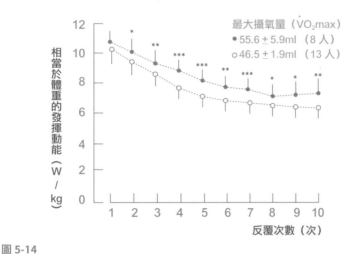

圖 5-14

反覆 10 次 10 秒間全力運動時發揮動能的推測。●代表 $\dot{V}O_2$max 較高群，○代表較低群，＊代表差異的顯著程度。

的全力踩踏時，動能發揮的推測圖。有兩條曲線，一條是最大攝氧量的較高群，一條是最大攝氧量的較低群；進行第 1 組時發揮的動能並沒有差距，但到了第 2 組以後，最大攝氧量的較高群就顯示出能夠維持較高的動能。

10 秒的全力運動，主要是使用 ATP-PC 系統能量的典型無氧性運動。但是，在這樣的運動中穿插好幾次的「短暫休息」，會降低最大攝氧量、逐漸無法使出力氣。

理由如下，如同前文中說明的一樣，ATP-PC 系統的能量容量較小，若進行激烈運動就會馬上耗盡。但是，只要有休息即可迅速恢復。恢復時會使用有氧系統的能量；因此，有氧系統的能量供給能力（$\dot{V}O_2$max）優秀的人，在短時間內就能恢復更多的能量。因此，最大攝氧量優秀的人，在下述的全力運動中

能夠發揮更大的肌力。最大攝氧量並非直接決定攀岩能力，但在決定「恢復能力」的意義上，間接上有很大的影響。

這樣的問題，在需要時間完攀的困難路線時是很重要的，因為必須在途中的休息點休息好幾次，等恢復肌力後再繼續攀登。

這就等於是將短暫休息穿插在短時間全力運動中的運動樣式，最大攝氧量較差的人若攀登這樣的路線，在休息點時 ATP-PC 系統能力的恢復並不足夠，無法恢復到繼續前進的肌力。

┃ 對攀岩者而言的最大攝氧量目標值

對自由攀岩者來說，最大攝氧量的目標值是多少呢？關於這方面的資料幾乎是零，僅有一份平山裕示在 25 歲時的最大攝氧量為 52.9 毫升的報告。這時的最大攝氧量，是以固定式腳踏車測量出來的數據；以固定式腳踏車測量時，最大攝氧量會比以跑步機測量時降低約 10%，所以平山裕示的實際最大攝氧量預測約在 58 ～ 59 毫升間。

此數值符合表 4-2（頁 119）所示的最大攝氧量 7 階段評價表，相當於「very good」的等級；對以無氧性運動為中心的人來說，可稱得上是相當優秀。

平山裕示擁有世界第一的 On-sight 攀登實力，這種類型的攀岩需要花費辨別路線的時間，所以相當要求全身耐力。從表 5-7（頁 182）也可看出，他在來回攀登直到墜落為止，所需時間為 15 分鐘、心跳率高達 203 次，這顯示出與有氧系統的能量有相當大的關聯。

　　結論上來說，自由攀岩者並不像長跑者般，需要特別優秀的最大攝氧量，但也必須達到一定程度的標準，尤其是攀爬長距離的困難路線時，若最大攝氧量在普通值以下，就會造成阻礙。

　　可以提升全身耐力的運動項目有慢跑、騎腳踏車、輕裝登山、游泳等；以會導致喘息的速度，大量攀登簡單的長距離路線也很有效果。

　　像這種訓練對體重控制和減脂也都很有效果。**表 5-10** 是美國的 M. Rofman 為了成為攀岩選手的目標體重。他在文中述及，這個體重並非理想值，而是在上限值，比這個還要重的人必須藉由全身耐力的訓練和攀岩進行減重。另外，比這個目標體重還要重 10 磅（約 4.5 公斤）以上的人，首要之務則是必須透過減重計畫來減輕體重。

身高	體重	BMI
5 呎 4 吋（163 公分）	125 磅（56 公斤）	21.1
5 呎 6 吋（168 公分）	135 磅（61 公斤）	21.6
5 呎 8 吋（173 公分）	145 磅（65 公斤）	21.7
5 呎 10 吋（178 公分）	155 磅（70 公斤）	22.1
6 呎（183 公分）	165 磅（74 公斤）	22.1

表 5-10

從身高別來看男性自由攀岩者的目標體重。這裡顯示的體重為上限值，理想值要比這個再少 10 ～ 15 磅（4.5 ～ 6.8 公斤）。另外 BMI 是筆者增加的內容。

E│柔軟度的訓練

各式各樣的伸展方法

攀岩時會要求手腕、肩部、腰部、腳踝等全身多處關節的柔軟性（關節可活動範圍的大小），其中又以決定腳可活動範圍的髖關節柔軟性最為重要。

柔軟性訓練（伸展）的基礎方法，已於第 4 章說明過，本節只針對發展的部分做補充。另外，表 5-11 列出了（1）、（2）、（3）各種伸展方法的優點和缺點，請因應目的區分使用，並且補足缺點的部分。

（1）靜態伸展

即以往的伸展方式。優點是安全性高，但缺點是作為激烈運動（短跑或跳躍之類）的準備運動是不夠的。

有關這個問題，只要在（1）之後進行（2）和（3）的伸展，或在輕度攀岩中進行熱身即可解決，所以或許是不需特別提起的缺點。另外，攀岩與其他運動相比，是較為靜態的運動，所以並不太會受到這個缺點的影響，因此，對攀岩者來說，依舊是最基本的方法。

（2）彈震式（衝擊性）伸展

與（1）相比，是必須藉助輔助者的力量或是自己利用反作用力，將欲柔軟的部位強制伸展的方法。在（1）普及之前，被稱為「柔軟體操」與「收音機體操」的動作都屬於這類；相撲

伸展的種類	優點	缺點
靜態伸展	• 不易引起伸張反射，也不易造成肌肉疼痛。 • 為最安全狀態下的伸展運動。	• 由於是靜態的伸展運動，所以作為運動前的準備運動效果讓人存疑（不確定是否適合複合式運動）。
彈震式伸展	• 搭配各自的運動動作，慢慢增加活動範圍，作為運動的準備伸展效果極佳。 • 以提升表現為目標，能有效發揮伸張反射。	• 引起生理反應的時間太短。 • 可能會因為激烈外力的伸展而受傷（肌肉纖維撕裂傷）或產生疼痛感。 • 有可能會因為伸張反射而造成可活動範圍變小。
PNF 伸展	• 有極大的伸展效果。 • 不限於單一關節或單一肌群，也能適用於複合關節。	• 必須要有熟悉運動 PNF 的輔助員。 • 若技術上的選擇錯誤，反而會造成抑制主動肌群、促進拮抗肌群的情況。

表 5-11

各種伸展方式的優點與缺點。

練習時的「劈腿」動作亦即此伸展的極端例子。

　　這種伸展方式，對肌肉、肌腱、韌帶等造成損傷的危險性較高，並引起伸張反射[6]，反而可能會造成關節的活動範圍變小；因此目前為止，被認為是不好的方法。

　　但是，最近有越來越多人認為若能以「適當的方法」來進行的話，作為激烈運動前的準備體操或改善柔軟性的體操，會比（1）的效果更好，讓此法獲得了新評價。

（3）PNF（本體神經肌促進伸展術）伸展

　　PNF 是最近常被擁有專屬運動訓練員的運動選手所採用的方法。PNF 有各式各樣的方法，最常被使用的是「Hold &

6　肌肉和肌腱作為自我防衛機構之一，具有若激烈伸展會反射性回縮的機制，此稱之為「伸張反射」。

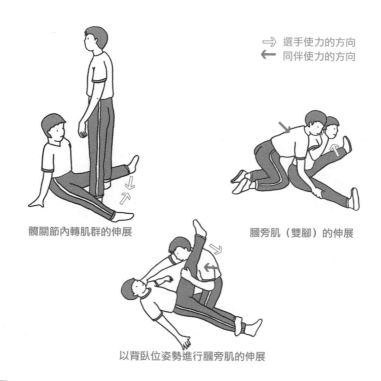

髖關節內轉肌群的伸展

腘旁肌（雙腳）的伸展

以背臥位姿勢進行腘旁肌的伸展

圖 5-15

PNF 伸展的方法。這裡介紹的是改善髖關節柔軟性的方法之一。

上述均共通的 PNF 伸展順序：

❶ 選手先將自己的關節伸展至舒服的程度，一直到產生痛感前為止。

❷ 同伴維持一個姿勢支撐著四肢，面向選手的關節中間位置，施以接近極限的等
長收縮，選手則持續 6 秒鐘抵抗同伴的力量。

❸ 選手在 1～2 秒間完全放鬆之際，在不產生痛感的前提下，同伴將其四肢盡量
伸展。

❹ 選手再重複一次抵抗同伴的力量，朝關節中間位置的方向施以接近極限的等長
收縮。

Relax」，圖 5-15 即是以這個方法為基礎，改善髖關節柔軟性的方法。

此伸展方法的優點是能獲得比（1）還要大的伸展效果，缺點是原則上必須要有輔助者（最好是熟悉 PNF 的訓練員），不過若經過練習，還是可以一個人單獨進行。

主動的柔軟性的訓練

Wolfgang Gullich 和 Udo Neumann 等人認為：柔軟性分為被動的柔軟性與主動的柔軟性，對攀岩者而言，後者比較重要。

前者是藉助外力時可活動的關節範圍的大小，後者是不需外力即可自由活動的關節範圍的大小。

如圖 5-16 將腳上舉的示範，a 即被動的柔軟性，b 為主動的柔軟性。

以攀岩者而言，比起 a，b 的優越性會比較重要；不過，最好能盡量拉近 a 與 b 的差異。

a 主要與大腿後部肌肉（膕旁肌等）的柔軟性（←→）有關，除此之外，b 還與大腿前部肌肉（大腿四頭肌和腸腰肌等）的肌力（→←）相關；以專業術語來說：即「主動的柔軟性是來自於主動肌的肌力與拮抗肌的柔軟性」[7]。

作為改善被動的柔軟性的訓練，Udo Neumann 等人提出了下述的方法：

7　當進行某種運動時，引起該運動的最重要肌肉稱為「主動肌」；拮抗肌則位於與骨頭相隔的主動肌相反方向，能活動與主動肌相反方向的關節，例如，上臂二頭肌與上臂三頭肌即互為拮抗肌的關係。

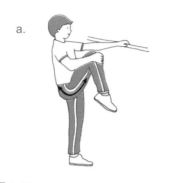
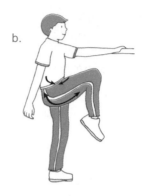

a.

b.

圖 5-16

被動的柔軟性（a）與主動的柔軟性（b）。

以圖 5-16 來做說明，首先如 a 般用手輔助進行靜態伸展，將腳上舉至被動的柔軟性的極限為止，經由這個動作能改善大腿後部的被動的柔軟性（← →）。接著去掉手的輔助，如 b 般將腳做往下落的動作，但是要盡可能維持不落地。

經由這樣的動作，可訓練大腿前部的肌力（→ ←）。反覆幾次後，即能改善主動的柔軟性。

F │ 休息的重要性

┃ 訓練效果來自於休息

很多人認為體力會在訓練當下提升，但其實這是錯誤的觀念。體力是在訓練結束、進入休息階段時，才會開始提升。

到目前為止，陳述了各式各樣的訓練方法，在最後筆者將著重在「讓身體休息的重要性」上。因為大家都會注意到訓練

的方式，卻少有人留意恢復的方法。

　　圖 5-17 是表示經由訓練使體力提升的結構概念圖。訓練的當下，因為疲勞，體力會持續往下，不過在訓練結束、經過休息與營養攝取後，體力就會慢慢恢復；而且，在訓練（疲勞）與休息、補充營養（恢復）都很適當的狀況下，會恢復到比訓練前還要高的水準，此即稱之為「超恢復」。

　　若於體力進行超恢復的期間（圖 5-17 的 A）開始下一循環適當的訓練與休息、補充營養，就會再次進行超恢復，讓體力更加提升；藉由重複這個過程，即可提升體力。

　　反過來說，若訓練和休息、補充營養有任何一環出現不適當的情形，體力就無法提升。若已經拚命地做訓練，但體力卻沒有預想中的提高時，就必須檢討是否出現如下述（1）～（4）的任何一種狀況。

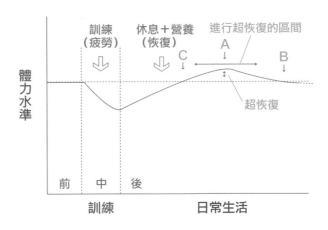

圖 5-17

說明體力提升結構的概念圖。

（1）訓練適當，但休息、營養不適當；尤其很多的狀況是休息和營養「不足」，而造成體力無法提升；舉例來說，過著自炊生活的大學生運動選手大多會發生這種狀況。

（2）休息適當，但訓練不適當；又分為訓練量過少（訓練不足）以及訓練量過多（過度訓練）兩種情況。

（3）訓練與訓練的間隔太長，過了超恢復期間（**圖 5-17 的 B**）後才進行下一個訓練。一般而言，若兩星期只進行一次訓練，不管經過多久，體力都只會呈現平穩狀態，無法提升；因此，只以這樣的頻率進行攀岩的人，就算技術提升了，體力也不太會提高。

（4）訓練與訓練的間隔太短，在尚未完全恢復前（**圖 5-17 的 C**）就進行下一個訓練。在疲勞沒有減輕下形成過勞狀態，造成體力降低（這也是過度訓練）；舉例來說，每天進行提升神經系統集中力的肌力訓練，反而會造成體力降低，最後弄壞身體。

要判斷訓練與休息、營養是否達到均衡，可對照**表 5-12** 的項目檢測。

```
○ 在不勉強的狀態下能有良好的表現
○ 表現平穩
○ 沒有特別的不適與症狀
○ 即使疲勞還是能迅速恢復
○ 對訓練態度積極
```

表 5-12

檢測是否為過度訓練的指標。

另外，最好在固定時間測量體重與起床時的心跳數，若出現體重急速減少、靜止狀態下的心跳數變高，就有可能是過度訓練了。

▎訓練的日、週、年計畫

現在的運動選手，訓練與恢復的組合方式不僅是以 1 日和 1 週為單位，也會以 1 年為單位的長週期來作考量。

（1）以 1 日為單位

參考圖 5-17 和表 5-12，決定好 1 日的訓練和休息分配。

（2）以 1 週為單位

將重度訓練日、輕度訓練日、休息日適當組合，另外還必須適當安排實踐訓練日與補強訓練日。圖 5-17 和表 5-12 也適用於 1 週單位的規劃。

（3）以 1 年為單位

稱為「訓練週期」，是近年來競賽運動選手常採用的概念。

若一整年都持續激烈的訓練，會有弄壞身體、精神損耗（燃燒殆盡）的危險性，而且還有可能在緊要關頭（例如重大賽事）時無法發揮最大的能力。

因此，以 1 年的期間為目標，訂出在該期間能夠發揮最大身體能力的長期訓練計畫。

訓練週期	期間（星期）	強度	反覆次數	組數
Ⅰ期（增加肌肉）	6	低	8~20	3~5
Ⅱ期（提高體力）	6	高	2~6	3~5
Ⅲ期（提高動能）	6	高	2~3	3~5
Ⅳ期（巔峰）	6	非常高	1~3	1~3
積極的休息期	2	進行各式各樣項目的運動和輕度補強訓練		

表 5-13

田徑（尤其是短跑和跳躍）選手所採用的重量訓練週期之一例。這裡呈現的例子，是將 1 年分成 2 期，以達到 2 次巔峰為目標的計畫。

　　表 5-13 是田徑選手所採用、以競賽為目標的重量訓練週期方法之例。為培養激烈訓練體質，從增加肌肉開始，接著是提升體力和動能（力 × 速度），讓體力在比賽期間能達到巔峰；比賽後進入休息期，再繼續以下一個比賽為目標的訓練。包含競技在內、進行重度攀岩的人，也必須要有如此的考量才行。

Chapter

6

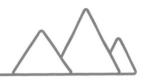

高地登山

　　人類與高地的關係由來已久。在近代高地登山盛行之前，因宗教、貿易、軍事、探險等目的而進行的高地旅行，或是以熱氣球進行高度的探險都非常風行，例如在亞歷山大東征、玄奘法師的印度行、絲路的通商、西班牙人對印加帝國的遠征等文獻中，都常出現以明言或隱喻的方式記載著與高山症對抗的敘述。

　　因為這樣的背景，自古以來高地生理學在生理學的諸多分野中就很發達，與現代人相比，古人更實際迫切需要這一方面的知識，而現今需要這一門知識的，也只剩下登山者而已。

　　本章是針對如何在高地預防高山症、同時發揮高度的活動能力進行討論，這樣的知識不只使用在喜馬拉雅山等海外的高地登山和健行，在日本 3,000 公尺以上的高山（特別是富士山）登山時，也是非常必需的。

| 1 |
低氧與身體

▌3,000 公尺以上就屬於高地

隨著高度的上升，環境會產生低壓、低氧、低溫、低濕度、日射強等變化；無論是哪一種，都會對身體形成壓力，其中更以低氧對人體的影響最大。

第一次清楚探討此問題的人，是被稱為「高地生理學之父」的法國生理學家 P・貝爾，他在 19 世紀後半做出鋼鐵製減壓室，成功創造出人工的低氧環境，並親身進入此設備中，實際調查身體所產生的變化。

他在實驗中確認了低氧會造成視力減弱、意識衰退、計算能力降低等障礙，同時也確認了只要再獲得氧氣，這些症狀就會消失。人從肉體到精神上的活動都需要很多能量，而這些能量是經由從空氣中汲取氧氣，燃燒攝取的元素而產生。

因此，當高度上升，氧氣越來越稀薄時，身體也會因氧氣不足而造成活動能力降低的狀況。同時，幾乎所有人都會產生高山症的症狀（頭痛、運動時呼吸困難、倦怠感、暈眩、想吐、浮腫等）[1]。

為了測量體內氧氣不足的程度，發明稱為「血氧濃度計」

1　正式名稱為「急性高山症」。本書中所表示的高山症，泛指從輕微的諸症狀到肺水腫、腦浮腫等攸關性命的嚴重症狀。

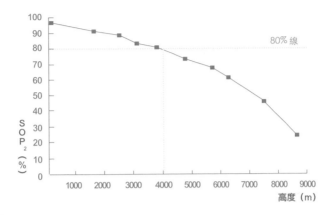

圖 6-1

隨著高度上升，動脈血氧飽和度會下降，高度到達 4,000 公尺時，動脈血氧飽和度會下降至 80％以下；這一個基準就醫學急救的角度來說，已經是被判斷為極危險的狀態。在高地也一樣，動脈血氧飽和度在 80％以上的話，身體狀況良好，降到 80％以下的話，身體狀況就會變差。

的機器，只要將指尖（或是耳垂）用夾子夾住，就可以測出心跳率和動脈中的血氧飽和度（SpO_2）[2]。

　　從圖中也能清楚得知，在氧氣充足的平地，動脈血氧飽和度值幾乎接近 100％（97％左右）。換句話說，在平地，人類體內的氧氣是十分充足的。但是，只要高度上升，動脈血氧飽和度就會隨之下降，圖 6-1 即表示這個現象。

　　動脈血氧飽和度在 4,000 公尺的高度約為 80％，7,300 公尺時約為 50％、8,500 公尺時約 30％。隨著高度上升，動脈血氧飽和度一開始時會比較緩慢，然後逐漸變為激烈地下降。其實

2　身體的各組織因接受動脈血液中的氧氣而進行生命活動，而表示動脈血液中的含氧程度就稱為「動脈血氧飽和度」，普遍以「SpO_2」表示（P 是指 pulse，即脈搏的意思）。

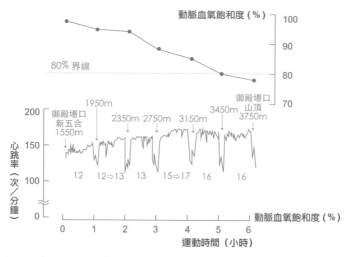

圖 6-2

登富士山時，隨高度增加所推測的動脈血氧飽和度、心跳率、主觀運動強度（圖中的數值）等狀況。在第 1～4 個高點分別是在 50 分鐘內各自登高 400 公尺。隨著高度的上升，動脈血氧飽和度也隨之下降。因此，心跳率上升，對身體的負擔也隨之變大。第 5 個高點之後，為了減輕身體的負擔，每一個高點都分別以 300 公尺的登高速度進行。雖然測量是在休息的狀況下進行，但是以運動中的動脈血氧飽和度下降最多。

這些數值，以平地的急救醫療人員來說，已經是無法想像的低數值；例如呼吸醫學的書中即說明：「因為意外或生病所引起的急性呼吸不全症，只要動脈血氧飽和度下降至約 80％（相當於 4,000 公尺高度）時，便必須在加護病房中進行氧氣治療。」另外，動脈血氧飽和度下降至 50％（相當於 7,300 公尺高度）時會引起腦細胞損傷，下降至 30％（相當於 8,500 公尺高度）時就會死亡。

　　圖 6-2 是筆者在冬天從御殿場口的新五合目（1,550 公尺）開始登富士山山頂時的動脈血氧飽和度的變化、心跳率（HR）

和主觀運動強度（RPE）的紀錄。隨著高度升高，動脈血氧飽和度也隨之降低，到達高度 3,500 公尺時已經降低至 80％以下，而會明顯出現高山症狀的也是在這個高度左右[3]，登山的速度也在這個高度左右會急速地下降，即使是高度不到 4,000 公尺的富士山，也會對身體造成極大的負擔。

在夏天，包含非專業選手的一般人在內，富士山一天會有數千人進行登山，因此容易讓人產生富士山簡單易爬的錯覺。實際上，幾乎所有的人在登山時都會出現某些高山症症狀。大部分的人都可以平安回來，不過，近 10 年來仍有 30 人因爬富士山而死於高山症。

雖然會有個別差異，但高山症好發於約 3,000 公尺左右的高度；因此，必須要有 3,000 公尺以上的山即典型高地的認知；另外，體力較差者、中老年人、肺或心臟機能不好的人，即使是身處 2,500 公尺的高度，也可能罹患肺水腫等嚴重的高山症。

▌在高地要將自己視為呼吸病患者

出發前往高地時，慢慢地花時間讓身體適應低氧的環境是很重要的事，即使是像富士山等未達 4,000 公尺的山岳，如果急遽登山的話，縱使實力很強的登山家也會罹患高山症；反之，花時間慢慢讓身體適應，同一人在 8,000 公尺以上的高山也可以

3　登山家松原尚之（35 歲）在珠穆朗瑪峰區域的南迦巴瓦峰（高度 3,500 公尺左右）擔任嚮導，到目前為止已指導了將近 100 名健行者，他每次都用血氧濃度計測量健行者的動脈血氧飽和度；根據他的說法，測量結果為 80％以上數值的人身體狀況良好，70％以下的人則狀況不良；當然每個人都有所差異，但或許可以推論 3,500 公尺的高度及 80％的動脈血氧飽和度數值，為是否會罹患高山症的重要分歧點。

用無氧方式（不使用氧氣瓶）成功攻頂。

　　使用低氧室等設備模擬低氧狀況，發現當住在平地的人突然進入 8,000 公尺的環境時，僅僅需要 3 分鐘就會陷入昏睡狀態；但是如果是慢慢花時間接觸低氧氣環境的話，則可存活數日，甚至還能做輕微的運動。

　　呼吸病患者也是相同的狀況。因為意外而急速陷入低氧狀態的「急症」患者，光是動脈血氧飽和度稍微下降也會造成生命的危險。但因呼吸器官疾病而逐漸陷入低氧狀態的慢性患者，即使是在動脈血氧飽和度非常低的狀態下，也可以幾乎和正常人一樣生活。若將欲進行高地登山的人視為呼吸病患者的話，就比較簡單易懂。登山者雖然呼吸機能正常，但因為外界低氧環境的影響，而被低氧因素所威脅；另一方面，呼吸病患者雖然面對的環境氧氣很充足，但卻因為呼吸機能異常而被低氧因素威脅；兩者皆因低氧而對身體造成壓力。

　　圖 6-3 顯示了高山症的一般病徵，依個人的差異，出現症狀的高度各有不同，但到了 4,000 公尺的高度時，幾乎所有的人都會出現些許的症狀。這些症狀是身體初期發出的警告訊號。沒有發現這些症狀、或是發現症狀卻沒有處理的話，症狀會急速惡化，變成嚴重的高山症（肺水腫或腦水腫），最糟的狀況將導致死亡。亦即陷入與呼吸病患者相同的狀況。

　　但是，只要能夠確實地發現這些警告，並讓身體順利地適應低氧狀態的話，症狀就會逐漸減輕，最終恢復到活動自如的狀態；換句話說，就像是慢性呼吸病患者一樣，身體會漸漸地適應低氧的狀態；但究竟會變好或變壞，差異僅在一念之間，完全看個人留心的程度。

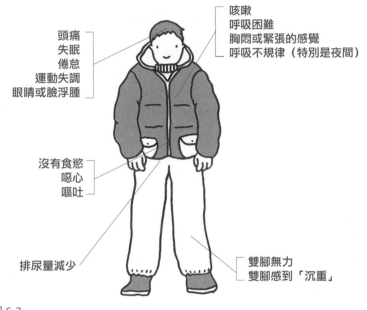

咳嗽
呼吸困難
胸悶或緊張的感覺
呼吸不規律（特別是夜間）

頭痛
失眠
倦怠
運動失調
眼睛或臉浮腫

沒有食慾
噁心
嘔吐

排尿量減少

雙腳無力
雙腳感到「沉重」

圖 6-3

高山症的症狀。

　　就算說是「在高地將自己視為呼吸病患者」，但大多數人仍無法拋棄自己在平地時是一個健康人的想法；因此，在高地時很容易逞強；多數的案例是，明明已經細心提醒自己不要太勉強，但實際上卻還是超出自己身體的負擔。

　　罹患高山症的原因與體力及年齡毫無關係，倒不如說有體力的年輕人反而更容易得到高山症。根據統計，高山症中致死率最高的肺水腫以 15 ～ 25 歲的年輕男性最容易罹患。

　　這是因為越年輕、有體力的人越容易逞強，等發現症狀時已經到無可挽回的地步了，因此前往高地時，要把自己視為一個病人，邊考量自己的身體狀況、邊謹慎行動才是成功的關鍵。

BOX │ 高地登山能力的個人差異

常聽人說在高地活動能力的個別差異非常明顯。圖 6-4
是使用低氧室，從 0m～6,000 公尺、以每 1,000 公尺設定
一個階段，讓 26 名男性（20～65 歲）在裡面維持 1 小時
靜止狀態後所測量的動脈血氧飽和度資料。

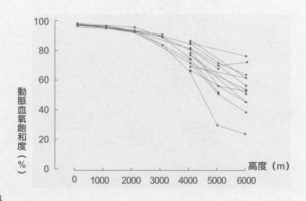

圖 6-4

26 名男性於 7 種高度中靜止 1 小時後所測量的動脈血氧飽和度值（但並不
是每一個人都有測完所有的高度），動脈血氧飽和度值是採用最後 10 分鐘
的測量平均值。

從全體的平均值來看，此圖與圖 6-1（頁 219）的結果
非常一致，但若仔細觀察每個人的資料，差異性其實非常
明顯。有趣的是，在 2,000 公尺以下時幾乎沒有什麼個別
差異，當高度到達 3,000 公尺以上時，則開始出現一些差
異，當高度到達 4,000 公尺時，差異就非常明顯；例如觀
察每個人在 4,000 公尺時的數值，全體平均約為 80%，但
是數值高的人會到達 90%，數值低的人會到達 70% 以下，

有 20%左右的高低差；隨著高度升高，差距會隨之加大，
到 6,000 公尺時差異甚至會到達 50％以上；當到達 4,000
公尺左右的高地，活動能力會出現在平地想像不到的差異，
也是由於這個緣故吧。

　　然而高地所造成的動脈血氧飽和度下降程度與體力
（耐力）、年齡之間並看不出關聯，因此為何會出現這樣
的差異，目前尚未明瞭。總之，目前可以確定的是一個人
在高地的表現是強是弱，一定要實際登上 4,000 公尺左右
的高地才能知道。

| 4,000 公尺的障礙

　　高地的危險在於大家只專注於往 6,000 公尺以上前進，但實
際上與之相比，高度低很多的 4,000 公尺左右，更常讓人遭受致
命的危險。

　　例如肺水腫，幾乎都發生在 3,500 ～ 4,500 公尺的高度。曾
有報告指出，在知名的尼泊爾登山路線「珠穆朗瑪峰區域」的
途中設立的菲力治醫院（4,240 公尺）裡，聽診了約 200 名登山
者的肺部，其中約 24％的人有雜音（肺部積水所產生的雜音，
可能會演變為肺水腫）。

　　所謂的 4,000 公尺左右（意即動脈血氧飽和度的數值降低到
80％以下），就如圖 6-1 中所說明的是受到低氧的影響，身體機
能開始出現很多異常的狀況；例如，即使一口氣從平地直接爬到

2,400～3,000 公尺，也很少會有人得到高山症，但如果一口氣爬到 4,300 公尺的話，幾乎 100％的人都會出現一些高山症的症狀。

另外，在超過 3,500 公尺的高地滯留，身體會因為對低氧環境產生防衛反應而導致紅血球數上升，但在這以下的高度並不會有此現象。以這樣的觀點來看，4,000 公尺左右的高度可以說是最初、恐怕也是最大的「低氧障礙」。

4,000 公尺的障礙，對於以 6,000 公尺以上的高山為目標的人、或是在 4,000 公尺左右進行登山或健行的人來說，都是非面對不可的障礙；前者常因為將目標放在山頂，所以會忽略在比目標低很多的地方所存在的危險，而後者則是因為認為所登的山既非 6,000 公尺以上的高山，而輕視了它的危險性。

近年來，前往喜馬拉雅山地，在 4,000 公尺左右高地進行登山或健行的人，包含中老年人在內，人數有激增的趨勢。在日本，每年也有很多登山者和一般人會前往富士山登山。無論是哪一邊，雖然不時都會發生因高山症而致死的案例，但絕大部分的人都可以平安歸來；因此，人們對於這個高度所潛藏的危險總是認識不足。為了可以在防範高山症的同時，盡可能發揮最大的登山能力，必須具備以下的要素：

（1）基礎體力

（2）高地適應

（3）高地登山計畫

（4）高地技能（呼吸技術、飲食技術、行動技術、生活技術等）

以下將就各項要素進行討論。

| 2 |
高地登山的必要體力

▌一流登山家的體力特性

為了進行高地登山，需具備什麼樣的體力呢？**表 6-1** 是瑞士的生理學家兼登山家的 O. Oelz 在 1986 年所發表的歐洲一流登山家（男性）的體力數據。登山者的名字在論文中雖然沒有明載，但從名字縮寫、國籍、年齡、登山經歷來看，筆者推測這 6 位都擁有無氧登上 8,500 公尺以上高山的經驗。

論文中進行了很多檢查，從中選出較容易測定以及一般人也能輕易對照的項目。有關他們體力特徵的討論如下：

（1）年齡

範圍從 34 ～ 50 歲（平均年齡 40 歲），並不算年輕。若參考平地運動中，選手到了 30 歲後半幾乎就會從第一線引退的狀況，是很值得玩味的現象。

不只是高地登山，就連普通的登山及攀岩，只要持續訓練的話，至少到 50 歲都可以維持非常高的體能，這是登山的一大特色。

（2）身高與體重

因為是白種人，體型比日本人來得高大。代表身高與體重關係的 BMI 值平均為 22.9，屬於標準範圍，雖然也有個別差異，

表 6-1

歐洲一流登山家的體力特性。R. Messner 在 8,000 公尺以上的山峰全都是以無氧攀登攻頂。P. Habler 與 R. Messner 是一起以無氧攀登首次登上珠穆朗瑪峰的夥伴。H. Engle 雖然也曾以無氧攀登成功登上珠穆朗瑪峰，但在這之前的登山經驗皆為 4,800 公尺以下的山峰。另外，M. Dhar 在多年前已因心臟病身亡。

試驗者（國籍）	年齡（歲）	身高（公分）	體重（公斤）	BMI（kg/m²）	肺活量（ml）	最高血壓（mmHg）	最低血壓（mmHg）	靜止心跳率（次/分鐘）	最大心跳率（次/分鐘）	最大攝氧量（ml/kg·min）	大腿股四頭肌的肌纖維組成<慢肌纖維的比率>（%）	8000m以上山峰的攻頂次數（※代表珠穆朗瑪峰）		
												8500m以上 無氧	8500m以上 使用氧氣	8000~8500m 無氧
R. Messner（義大利）	39	179	69	21.5	4650	105	75	56	184	48.8 Very good	67	4*		10
M. Dhar（德國）	50	170	68	23.5	5250	110	80	36	192	60.8 Super	72	2	1	3
D. Scott（英國）	42	182	81	24.5	6050	120	80	66	181	63.0 Super	—	1	1*	2
P. Habler（奧地利）	41	174	60	19.8	5550	110	80	60	182	65.9 Super	70	1*		1
H. Engle（德國）	38	178	79	24.9	6400	120	85	56	195	56.1 Excellent	66	1*		1
F. Mouche Lechner（義大利）	34	173	70	23.4	5550	110	75	56	203	62.5 Super	76	1		1
平均值	40.7	176.0	71.2	22.9	5575	113	79	55	190	59.5 Super	70.2			

但並沒有特別瘦或特別胖的傾向。

（3）肺活量

肺活量依年齡與體格會隨之變化。如 **表 6-1** 所示，與一流登山家的年齡、身高都相同的日本人（40 歲、176 公分）的標準值為 4,055 毫升[4]，相較之下，一流高地登山家的肺活量為 5,575 毫升，兩者的差異（37％）非常大。

肺活量大的話，有助於體內攝取氧氣，高地居民體格上最大的特徵就是胸部發達、肺活量很大。因此可以說一流登山家有著和高地居民相似的體格。

（4）血壓

一般 40 歲日本人的標準值，最高為 130 mmHg、最低 80 mmHg；相較之下，一流高地登山家的最高血壓非常低（13％）。

高地居民的血壓一般也很低；另外，平地居民若遷移到高地居住，血壓也會變低；因此可得知一流的高地登山家在血壓上也與高地居民相似。筆者調查了日本的登山家，果然擅長高地登山的人血壓也比較低。

（5）心跳率

靜止心跳率容易出現變動，依量測方式不同、差異也很大。論文中並沒有明載測量方式，所以無法正確地比較，但 40

---

4 日本人肺活量標準值計算公式如下：
　男性：肺活量（ml）＝（25.89 － 0.07× 年齡）× 身高
　女性：肺活量（ml）＝（24.12 － 0.08× 年齡）× 身高

歲的日本人標準值為 72.5 次，相較下登山家的心跳率相當低
（24％），特別是 M. Dhar，只有 36 次，可與一流的馬拉松選
手相匹敵。（不過他在多年前已經因心臟病而過世，心跳率過
低有可能也是原因之一）。

運動時的最大心跳率標準值以「220- 年齡」的方式計算，
得出一般 40 歲的日本人平均值約為 180 次；與之相比，一流登
山家的數值為 190 次，相對較高（5％）；可以說比起實際年齡，
一流登山家的心臟顯得更為年輕。

另外，最大心跳率減掉靜止心跳率的值稱為「心跳儲備能
力」，是表示心臟從容度的指標。一流的高地登山家最大心跳
率高，而靜止心跳率低，所以心跳儲備能力較高。相對於 40 歲
的日本人標準值為 108 次，一流高地登山家的數值為 135 次，
非常高（25％）。

（6）最大攝氧量

最大攝氧量是高地登山必要的行動能力中最核心的能力，
40 歲的日本人標準值為 36.6 毫升，但一流的登山家除了 R.
Messner 以外，數值都在 60 毫升前後，這其中的差異高達 60％
以上。而以年齡來考量的話，多數的人都在最上位的「Super」
等級。

圖 6-5 是歐洲一流登山家、阿爾卑斯山的登山嚮導、一流
跑者、業餘跑者以及一般人的最大攝氧量，依年齡別表示的結
果。從年齡來看，可以得知除了 R. Messner 以外，一流登山家
的數值均比業餘跑者來得高。

島岡在 1980 年提倡，高地登山中最大攝氧量的目標值應設

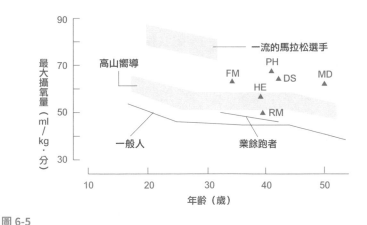

圖 6-5

依年齡別表示，歐洲一流登山家（▲）、登山嚮導、一流跑者、業餘跑者以及一般人的最大攝氧量比較圖。

定在 60 毫升，由表 6-1 或圖 6-5 得知，這個預測可說是非常適當的。

　　而且這個數值，並非只有天分好的人才能達成，只要努力，任何人都有可能達成。反之，再怎麼有天分，如果沒有持續訓練的話，也是達不到這個數值的。這也代表 60 毫升這個最大攝氧量，是登山家的目標值（**最大攝氧量的自我判定方法請參照頁 122，表 4-3**）。

　　另外，在第 4 章中曾經提到登山的必要行動體力中，與最大攝氧量並列的無氧閾值也是非常重要的。O. Oelz 的論文中雖然沒有測定無氧閾值，但只要參照圖 2-5（頁 24）所示的筆者資料，即可得知一流登山家的無氧閾值也是很優秀的。

（7）肌纖維的組成

所謂的「肌纖維組成」是指某一條肌肉的快縮肌纖維和慢縮肌纖維的組成比例。一般人的肌肉，是以快縮肌與慢縮肌約各占一半的比例混合狀態。

但是一流的運動選手，其肌纖維組成會符合該項目所需的運動特性；例如一流的短跑選手，快縮肌纖維的比例會超過70％；另一方面，一流的馬拉松選手慢縮肌纖維的比例多會超過70％。

從表 6-1 可以得知，一流的高地登山家在慢縮肌纖維的比例上約在 70％前後，與馬拉松選手的肌肉組成狀態類似，若擁有很多由有氧系統能量供給、能力優秀的慢縮肌纖維，在氧氣稀少的高地中會比較有利。

高地適應是天分還是努力？

從表 6-1 可以得知，一流的高地登山家的身體構造有利於在高地運動或生活，像這樣的能力是從嚴格的訓練中（指的是在平地的訓練以及實際前往高地登山兩方面）所培養的呢？或是他們天生就具備這樣的資質呢？

BOX │ R. Messner 的最大攝氧量

表 6-1 所示的 6 位一流登山家中，擁有最輝煌登山經歷的首推 R. Messner。但是，他的最大攝氧量為 48.8 毫升，

是其中最低的，這又是為什麼呢？

在這個研究中，是以兩種不同的方法測定最大攝氧量後，取其中較高的數值；因此，不會因為不習慣而產生數值較低的現象。另外實驗的執行者 O. Oelz 與 R. Messner 是長年一起登山的好友，所以 R. Messner 也不可能故意不盡全力而造成數值較低的結果。

經過各種實驗後，O. Oelz 發現 R. Messner 有一項明顯優於別人的能力，那就是在低氧暴露實驗中，動脈血氧飽和度降低的程度遠比其他登山家來得少。

在低氧環境下，動脈血氧飽和度值會下降，所以受這個因素強烈影響的最大攝氧量也會同時降低，亦即在高地時並不能像平地一樣發揮原本應有的最大攝氧量。但是 R. Messner 的動脈血氧飽和度並沒有降低太多，所以即便在高地也能發揮與平地差不多的最大攝氧量。

用數字來說明的話，其他的登山家在平地的最大攝氧量約為 60 毫升，但在高地會下降至 30 毫升左右，反之，R. Messner 在平地的最大攝氧量雖然只有 48 毫升，但在高地卻也能發揮到約 40 毫升（高地上的值只是舉例）。

以車子為例的話，R. Messner 的排氣量小，可以說是專為高地設計的引擎。因此，雖然在平地測量時並無特別優秀的成績，但只要一到高地行駛，與其他的車子比起來，較不會有性能降低的現象，此時才能真正感受到其優秀之處。

恐怕答案是兩者皆是，因為血壓、心跳、最大攝氧量等雖然可以經由訓練大幅度改善，但另一方面，肺活量與肌纖維組成等卻是經由訓練也不太能改善的能力，肺活量取決於胸廓，亦即骨架的大小，然而這個大小在發育期就幾乎已經決定。從小開始做心肺耐力訓練的話，胸廓會較發達，但如果是長大成人後才進行訓練，就幾乎不會有任何變化。

另外，生長在平地的人如果在小時候就移居到高地，胸廓的成長也會比較發達，但若是成年之後才移居，就幾乎不會有什麼改變。

因此一流登山家的胸廓，在成年前就已經是較大的狀態了，他們若不是從小就開始接受心肺耐力訓練，不然就是天生遺傳的胸廓比較大。

而比起肺活量，更被天賦所左右的是肌纖維組成；肌纖維組成受到遺傳很大的影響，藉由後天訓練是很難以改變的；因此，大多數的一流登山家天生就擁有眾多慢縮肌纖維的可能性很高。

登山家之間常有誰擅長在高地或是誰對高地很不擅長的討論，醫師也承認有人容易得高山症，而有人則不然。高地民族的雪巴族大多數人對高地很能適應，但也曾經聽雪巴族人說過，族人中還是有體質特別強或特別弱的區別。

根據最近的研究，以唾液分析高地登山家的 DNA 後，發現有很多優秀的登山家擁有特定的遺傳因子型；另外，根據別的研究，容易得肺水腫的人也多是擁有特定遺傳因子型的人。因此，可以推論出有容易適應高地的體質和不屬於這種體質的人。

表 6-1 所列舉的登山家，是以無氧攀登的方式攀登 8,500 公

尺以上的高峰。從經驗來看，很多登山家可以用無氧攀登登上8,000 公尺左右的高度，但能登上 8,500 公尺左右的人相對之下非常少。

換句話說，攀登未達 8,500 公尺的高度是有可能靠努力而達成，但要攀登 8,500 公尺以上的高度就不能光靠努力，優秀的天賦也是必要的。

▎體力訓練的方法

高地登山必要的基礎體力中，有像肺活量和肌纖維組成一樣，單靠訓練難以改變的能力；但除此之外的能力，大多可以靠耐力訓練獲得大幅改善。基本的訓練方法，雖然與一般登山一樣，但還是有些不同處需要補足。

在前文中曾經提到，同樣的持久訓練中又分為：❶提升最大攝氧量的類型（相對上強度較高、持續時間較短的訓練），以及❷提升無氧閾值的類型（相對上強度較低、持續時間較長的訓練）。❶的訓練中，除了改善最大攝氧量外，也適用於改善最大心跳率。另外❷的訓練，除了改善無氧閾值之外，也適用於降低血壓、增加微血管數量。

進行高地登山的人，不但不能偏重❶或❷訓練的哪一方，而且要比攀登低山時更徹底地進行訓練。

| 3 |
高地適應

　　高地適應與基礎體力並列，是決定高地登山能力的重要身體能力之一。關於體力的部分已在前文中述及，所以本節僅就適應進行討論。

　　若要將這兩種能力歸納成一種具代表性的生理指標，讓登山者自己也能夠簡單測量的話，則前者以「最大攝氧量」、後者以「動脈血氧飽和度」最為適當。

　　表 6-2 是包含接下來要陳述的內容，先將各項的性質與關係做出歸納整理。

能力	生理上的指標	測量方法	訓練方法	備註
體力	最大攝氧量（$\dot{V}O_2max$）	• 在平地測定。 • 必須在全力運動中，測量出當下的最大值。	• 若非在低地或是3,000m 以下的高地是無法改善的。 • 進行耐力運動會有所改善，但若只是靜止不動的狀態是無法改善的。	• 改善的原理已經得到科學的證明。 • 訓練的原則已得到科學的驗證，明確地確立下來。
適應	動脈血氧飽和度（SpO_2）	• 一定要在高地（低氧環境）測量，在平地測量的話每個人的值幾乎相同，所以無法分辨差異。 • 原則上在靜止的時候測量。	• 若非在3,000m 以上的高地，就很難獲得改善（但太高也不好）。 • 進行輕度耐力運動的改善效果最好，但在靜止不動的狀態中也有可能獲得改善。	• 改善的原理在科學上仍有許多不明之處。 • 訓練的原則尚未得到科學驗證，多為經驗法則。

表 6-2

體力與適應的關係。

▎很難用科學方式法則化的高地適應

　　到了高地，肺、心臟、血管、血液、肌肉、神經、荷爾蒙等身體所有的器官、組織、細胞會對低氧環境產生適應調整。適應所需要的時間因人而異，有人瞬間即可適應，也有人需花費數年時間，狀況各有不同。

　　這一連串的適應過程其實非常複雜，雖說整體而言，以「動脈血氧飽和度」的改善狀況來大致了解，但各個要素的適應原理卻仍然有很多不明之處。因此，目前要出示以科學根據為基礎、合理的適應訓練原則是不可能的事。

　　高地適應的方法難以用科學實驗將之法則化的最大理由，在於無論是個體與個體間的差異或是個體自己的差異都非常大。舉例來說，數人前往同樣的高地，會出現適應良好與適應不良的人；另外，即使是同一個人到同一處高地，在不同的時間點也會出現適應良好與適應不良的狀況。

　　對於追求普遍性法則的科學來說，像這樣差異性大的對象就很難處理。即使全都以無氧登頂所有 8,000 公尺以上高峰的 R. Messner，也在《珠穆朗瑪峰單獨行》中提及「高地適應的方法會因時間和場合而異，所以只能主觀地回答」。

　　不過，現在所使用的經驗法則，是自古以來由眾多的登山家在試行錯誤中所累積的寶貴經驗，所以歸納出的真理有一定的可信度。

　　這個要點可稱為「鋸齒狀的適應行動」或是「晝高夜低的原則」。只要到了高地就會產生適應行為，同時也會產生衰退行為；為了將衰退幅度減至最低、將適應能力增至最大，白天

需登高給身體低氧的刺激，晚上則往低處移動讓身體休息；經由這樣的反覆練習後，身體會漸漸培養出高地適應的能力。

這樣的原則實際上該如何執行呢？原真醫生在其著作中很清楚地說明。既是醫生也是登山家的他，不僅長期以來進行許多實際的高地登山，對於新手的指導也不遺餘力，以那些經驗為基礎所建立的高地登山理論在《登山的文藝復興》、《喜馬拉雅的挑戰》等著作中有完整的匯整。由於既不是進行對照實驗[5]，也不是提供有效的生理學數據，因此以學術的立場來發表這個理論，很容易被指責缺點；但在這些著作中，所有高地登山的要點幾乎都以直覺性的語言做說明，因此不論是新手或高階登山者，只要是以高地登山為目標，這些書都是必讀的。

不過本書並不跟隨該內容逐一做說明，而是從其他的角度闡述筆者自身的觀點，進而發現新的問題。

到目前為止，用生理學的指標來判定高地適應的程度是有困難的，但最近發明的小型血氧濃度計讓一切變得可能。以下是筆者採用上述機器蒐集而來的資料所進行的討論。

▍卓奧友峰的實驗登山

筆者在 1995 年的春天，有機會以無氧攀登的方式登上位在西藏的卓奧友峰。遵循以往的高地登山方法進行登山，親自體

---

5 例如用科學方式驗證某種高地登山法有效或沒效時，必須設立使用這個方法的實驗組（A組）及不使用這個方法的對照組（B組），藉以驗證登山能力在統計學上是否出現誤差，這些即稱為「對照實驗」。慣例上 A、B 組皆需 8 名以上，也就是說必須要召集 16 名以上的志願者。這樣的實驗方式用在高地登山是不可能執行的，也是因為這個原因，所以無法使用科學方式找出合理的適應方法。

驗那些理論的優點或問題點。

　　經過兩個月的登山後成功攻頂，也確認了以往的登山方法的確是有效的。但是另一方面，也發現了幾個問題點，以下是邊介紹這次登山得到的資料，邊指出以往登山方法的問題點，並且探討該如何改進，才能讓登山更為順暢。

　　這次的登山隊伍是由高地登山家小西浩文（當時 33 歲），以及尼泊爾一流的雪巴嚮導 P. Tsering（當時 51 歲）與筆者（當時 37 歲）組成；除筆者以外的兩人，每年都進行數次的高地登山，8,000 公尺以上的無氧攀登也都有多次經驗。

　　另一方面，筆者在 14 年之中沒有登上 5,000 公尺以上高山的經驗，在這之前登山的最高紀錄是南美的最高峰阿空加瓜峰（6,959 公尺），並無 7,000 公尺以上高山的登山經驗；換句話說，筆者的身體對於 8,000 公尺以上高峰的無氧攀登是幾近白紙的狀態，正好是驗證以往高地登山方法是否有效的最佳對象。

　　登山出發前，以提升最大攝氧量的體力訓練為中心進行準備，這個訓練的方法論已經被明確地確立，依照這個方法進行 5 個月的訓練後，最大攝氧量從原本的 52.6 毫升增加 9％，到達 57.2 毫升。因為世界以及日本的一流登山家的最大攝氧量平均值分別為 59.5 毫升與 57.1 毫升，所以已經達到了後者的水準。

　　圖 6-6 是表示這次登山的行動模式。卓奧友峰的營地（BC）在 5,700 公尺的超高位置，因此先到尼泊爾的珠穆朗瑪峰區域進行約 3 星期的「預備登山・健行」，讓身體先做好進入營地前的適應準備。

　　但是，即使如此計畫周詳地進行適應行動，進入營地、開始正式登山後，只有筆者出現輕微發燒、頭痛、食慾不振、噁

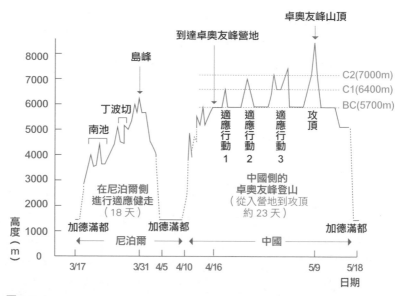

圖 6-6

筆者登卓奧友峰的行動模式。前半期是在尼泊爾進行高地適應的預備登山・健行所得的資料。

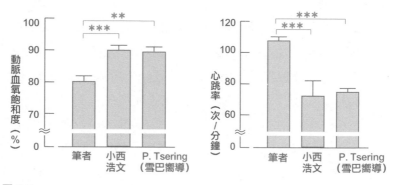

圖 6-7

在卓奧友峰的營地（5,700 公尺）測量 3 人的動脈血氧飽和度與心跳率。在不同天的同一時刻、同一地點分別測量 5 次，此為平均值。＊代表有顯著差異。只有筆者的動脈血氧飽和度較低，為了彌補這個部分，所以心跳率大幅上升。

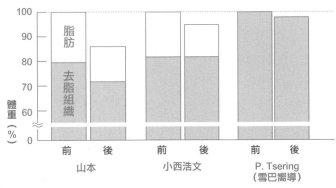

圖 6-8

卓奧友峰登山前後 3 人的體重與身體組成變化。登山前的數值以 100% 代表。小西的體重稍微減輕，但只減少脂肪量，去脂組織量並無變化，所以不會造成體力降低。雖然沒有測量雪巴嚮導的身體組成，但體重幾乎沒有減少，因此推論身體組成和體力也幾乎沒有任何變化。

心、嘔吐、腹瀉等各式各樣的高山症症狀，而其他兩人幾乎沒有出現。

　　如本章第 1 節中的說明，高山症是因為體內缺氧而引起。圖 6-7 是在營地時測量 3 人的動脈血氧飽和度與心跳率的結果。筆者與其他兩位相比之下，動脈血氧飽和度較低、心跳率較高，這顯示出只有筆者沒有順利完成高地適應。最讓筆者煩惱的是食慾不振的問題，因為營養不足，所以登山結束時體重減少了將近 12 公斤，圖 6-8 是顯示 3 人在這次登山中體重與身體組成的變化狀況，筆者的體重大幅下降，而且在身體組成方面，也發現不只脂肪量大量減少，連去脂組織量（主要為肌肉量）也大幅減少。但其他兩人則沒有出現這樣的傾向。

　　因為肌肉量大幅減少，體力也大幅降低了，回國後馬上測量最大攝氧量，結果變為 48.8 毫升。出發前往卓奧友峰前所測

量的結果為 57.2 毫升，即使在針對攀登卓奧友峰的體力訓練開始前，所測量的結果也有 52.6 毫升，不禁讓人懷疑在出發前長達 5 個月的體力訓練究竟有何意義。到底是哪邊出了問題？而又該如何改善呢？

▌體力與適應之間沒有關聯

筆者在進行此趟登山之前，認為只要提升了體力最大攝氧量，高地適應的能力（在低氧環境中不使動脈血氧飽和度降低的能力）也會跟著提升。但是從這次登山的結果來看，筆者開始思考這兩者之間或許是沒有關聯的。

圖 6-9 是出發前往卓奧友峰前以及回國後，在相當於 4,000 公尺環境的低氧室內所做的低氧暴露實驗，確認動脈血氧飽和

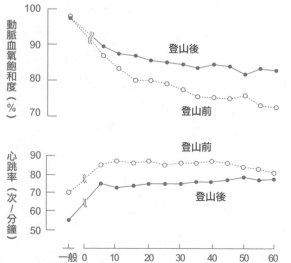

圖 6-9

卓奧友峰登山前後，筆者在低氧室所進行的低氧暴露實驗（相當於 4,000 公尺的環境、靜止狀態）時所得到的動脈血氧飽和度與心跳率的結果。

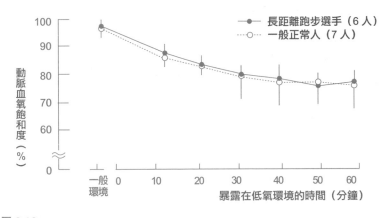

圖 6-10

卓奧友峰登山前後，筆者在低氧室所進行的低氧暴露實驗（相當於 4,000 公尺的環境、靜止狀態）時所得到的動脈血氧飽和度與心跳率的結果。

度是如何降低的；登山前最大攝氧量雖然很高，但動脈血氧飽和度卻大幅降低；反之，登山後的最大攝氧量雖然大幅降低，但動脈血氧飽和度卻變得較難降低。

另外，圖 6-10 是最大攝氧量優秀的組別（長跑選手）與最大攝氧量普通的組別（一般人）同時進行低氧環境暴露實驗，觀察動脈血氧飽和度降低的狀況；結果與長跑選手的動脈血氧飽和度比較難以降低的預測相反，兩組降低的程度幾乎相同。

這些資料顯示出，最大攝氧量與在低氧環境中不使動脈血氧飽和度降低的能力並無關聯；換句話說，體力與適應能力兩者是各自獨立的關係。

如第 4 章所述，訓練時最重要的是考慮「特殊性的原則」，進行高地適應訓練時若無法滿足「低氧」的特殊性，就無法產生效果。也就是說，在充滿氧氣的平地不管做再多的訓練，身

體也無法培養出高地適應的能力。

　　根據上述的結論，為了培養適應能力就只有滯留在高地，或是多次往返於高、低地間的方法，前者稱為「滯留型適應訓練」，後者稱為「往返型適應訓練」，以下將針對兩者的效果與訓練方式進行討論。

▎滯留型適應訓練

　　進行這種訓練時，必須先釐清滯留地的高度以及滯留期間約需多久。過去登山隊的成功案例與失敗案例的檢討如下：

（1）滯留高度

　　成功案例多數是長期待在 4,000 公尺左右的高地。

　　以攀登珠穆朗瑪峰為例，1953 年初次攻頂成功的英國登山隊在正式登山活動前安排了 3 星期的適應期，以丁波切（3,867 公尺）為基地，進行健走和攀登附近幾座 6,000 公尺以上的高峰。

　　1970 年，身為日本山岳會隊、發揮卓越能力攻頂成功的植村直己，從前一年開始即住在昆瓊（3,780 公尺），每天進行慢跑之類的訓練。

　　1980 年 R. Messner 單獨無氧攻頂成功，他在開始登山前 7 個星期就待在西藏高原，在 4,000 公尺左右高度的地方進行健走、旅行，以及 5,000～6,000 公尺海拔的高峰進行攀登。

　　1986 年僅花 2 天即由北壁成功無氧攻頂的 E. Loretan 與 J. Troyes 也是在攀登開始前花費 5 星期的時間在 5,000 公尺附近的

高度進行適應訓練，並攀登兩次 6,500 公尺以上的高山。

除此之外，以包含冬季的珠穆朗瑪峰在內、約 10 次無氧攻頂成功的尼泊爾登山家安格里塔為首，高地登山能力無可挑剔的雪巴族人們原本就生長定居在 3,000～4,000 公尺附近的高山。另一方面，在太高的地方滯留過久反而會有負面的效果。

有名的失敗案例為 1960～1961 年的「銀小屋」遠征隊，此隊的目的是以無氧登頂馬卡魯峰（8,463 公尺）；為此，在阿瑪達布拉姆峰半山腰的 5,800 公尺處建造了小屋，在那邊停留 5.5 個月進行高地適應。

但是在隔年春天開始登山時，以初次登上珠穆朗瑪峰攻頂時相當活躍的 E. Hillary 和 M. Ward 為首，度過寒冬的隊員一個接一個出現腦水腫或肺水腫的症狀，最後不得不放棄這次的登山計畫。諷刺的是，成功讓這支隊伍撤退的是春天開始才從平地新加入的兩名隊員。

接下來的例子也非常有名。安地斯山脈中，有一座名為「Aconkhirka」的礦山基地（5,300 公尺），實際的挖掘地點要比此基地更高，因此讓礦工住在 5,800 公尺的地點，希望能提高工作效率。但是結局是礦工們得到了高山症，既無法居住，也不能工作，等回到 5,300 公尺的地點居住後，狀況才平穩下來。

即使是喜馬拉雅山的高地居民，也不會在 5,300 公尺以上的高地定居；因此，可以推測這一帶就是人類定居的極限，在這個極限以上的地區長期居住的話，衰退現象反而會超過適應的能力；同時，這個高度正好是氧氣量為平地氧氣量一半的位置。

另一方面，在過低的高度長期滯留的話，由於並沒有滿足「低氧的特殊性」條件，所以效果應該很小。筆者雖然無法舉

出適合的案例，但試著提出如下的推論。

亦即，日本的登山家當然會比較常登日本的山岳，但卻從來沒有聽說過常登富士山以外的山岳會有高地適應的效果。因此在 3,000 公尺以下的高度，效果會比較不明顯。

另外，田徑與游泳等平地的運動選手會到 2,000 公尺左右的高地滯留，以提高訓練效果；但這是為了提高在平地競技的成績，並不適用於高地登山的場合。

歸納上述的內容，為了讓身體有效培養高地的適應能力，滯留高度不能太高也不能太低，約在 3,000 公尺以上到超過 5,000 公尺以上些許的範圍內，亦即 4,000 公尺上下是最適合的。

這個高度如前所述，是在動脈血氧飽和度降為 80%、容易發生嚴重高山症的高度。

所以對人體來說，最危險的 4,000 公尺上下的高度，就是進行適應訓練最適合的高度。圖 6-11 即為上述內容的歸納整理。

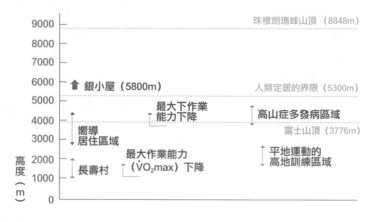

圖 6-11

高度與人類身體的關係

（2）滯留時間

為了在 4,000 公尺附近的高度充分進行適應活動，從經驗或是生理學的數據來看，一致都認為約需 3 星期左右的時間。

舉例來說，喜馬拉雅山的登山家 D. Scott 曾經說過：「只要在雪巴人居住的高度進行 3 星期的適應訓練，幾乎所有人都能夠舒適地登山。」另外生理學學者也曾有報告指出，到了高地後，紅血球會增加，但增加會在 3 星期左右時達到頂點。

平地的運動選手在進行活動的高地，通常也需要滯留 3～6 星期左右。

運動選手間認為像這樣 3～6 星期的高地訓練，一年中若重複幾次的話，訓練效果會更好。這樣的論點，在登山者的高地適應中也能適用，若重複幾次高地登山，逐漸的，高山症就比較不容易出現。

▌往返型適應訓練（登富士山的意義）

滯留型訓練的重點在於「在正式的登山活動開始之前，於 4,000 公尺左右的高度滯留 3 星期左右的時間」；但日本並沒有這樣的地方，所以只能到國外如喜馬拉雅山麓等地進行；這個方法雖好，但對於忙碌的日本人而言是非常困難的。

那麼是否有在日本就可以進行高地適應的方法呢？日本的山岳幾乎都在 3,000 公尺以下，這樣的高度對於讓身體培養高地適應能力是有困難的。只有在富士山（3,776 公尺）有可能進行這樣的訓練。

富士山雖然未滿 4,000 公尺，但卻是可以體會高地感覺的珍貴高山[6]。雖然有個別差異，但只要登上約 3,000 ～ 3,500 公尺的山（八合目以上），就能感覺到在此高度之前完全不一樣的不適，就如圖 6-2（頁 220）所示，登高速度會突然降低。

另外，富士山到了夏季會有很多人前往登山，常會出現很多高山症患者（也曾出現死亡案例）；反過來說，這表示富士山是適合做高地適應訓練的地點。

因為在富士山頂很難能長時間滯留（如果富士山頂有一年四季都能使用的登山小屋，那就太完美了），一般都是往返好幾次。有關這種往返型訓練的方法，以下將舉例討論[7]。

完成無氧縱走布洛阿特峰以及單獨無氧登上 K2 山頂等，日本具代表性的登山家戶高雅史（38 歲），於 1990 年登南迦帕爾巴特峰（8,126 公尺）之際，特別移居至富士山麓的御殿場市，出發前 3 個月每週 1 ～ 2 次、共計 15 次前往攀登富士山。

當時有很多隊員都為高山適應所苦，只有他的狀況良好，進入營地（3,600 公尺）後只花了 23 天就登頂成功（這個天數與日後筆者登卓奧友峰實驗登山時，扣除前半期在尼泊爾進行預備登山、健行時間後的天數相同）。

自從那一次登山後，他在進行 8,000 公尺高峰的登山時，都會從 2 ～ 3 個月前、每週至少登富士山 1 次。另外，以前他都

6　富士山的氣壓在冬天會降得更低，體感高度達到 4,000 公尺以上。發現這個現象的是明治時代在山頂建造氣象觀測小屋、整個冬季進行觀察的野中智，在他的著作《富士導覽》中述及：「11 月左右開始，氣壓計的水銀柱下降太多，無法測量。」

7　比起滯留型的訓練，往返型的訓練可能效果會比較好。一般來說，對環境（冷、熱等）的適應，並不是連續，而是以間接的接觸會比較容易讓身體習慣。另外，滯留型訓練有「想回到平地完全休養、卻回不去」的缺點。

是盡可能以最快的速度登山，但最近卻轉變成以最輕鬆（亦即身體不會感到痛苦的狀態）的速度登山，這樣的方式反而適應效果會比較好[8]。不過必須附加說明的是，雖然是用這種方式，但他在冬天從御殿場口爬到富士山頂也僅花 4 ～ 5 個小時，足證他原本就擁有強韌的體力。

另外，曾單獨登上卓奧友峰西南壁和馬卡魯峰西壁等，以攀登世界級高山而廣為人知的高地攀岩家山野井泰史（34 歲），於冬季會在富士山進行揹重物上山的工作。

他在 11 月～ 5 月間的 7 個月中分 22 次（1 次 2 天）揹 30 公斤的重物登上富士山頂的氣象觀測所，從開始到現在已經邁入第 9 年，據說之後到喜馬拉雅登山時，即使在 4,000 ～ 5,000 公尺的高度也沒有出現高地障礙。

夏天因為沒有這份工作，所以他會到歐洲登阿爾卑斯山等 4,000 公尺以上的高山，若無法出國，也會單獨前往登富士山，避免冬天的適應訓練成果流失（最近除了富士山，也常前往阿爾卑斯山、安地斯山、喜馬拉雅山等地）。

從山野井泰史那裡還聽到了以下饒富趣味的事情：在富士山頂的氣象站中，有位一年中約有 90 天進駐當廚師的登山家，他在前往麥金利山時幾乎沒有出現任何高山障礙，這可以說是利用富士山進行的滯留型訓練。

另外筆者在數年前曾有以下深刻的體驗。1997 年被稱為世

8　這樣的登山方式，至少由以下的觀點來看是合理的，因為快速登山又快速下山，縮短了在 3,000 公尺以上高山的停留時間，變成是將低氧訓練的效果刻意減低；所以在登富士山時，與其將登頂的時間縮短，不如刻意增加在 3,000 公尺以上的停留時間效果會比較好；例如用緩慢的速度，在時間許可的範圍內反覆在火山口附近環繞，也是一個有效的方法。

界上最強的高地登山攀岩家 Wojciech Kurtyka（當時 49 歲）來
到了日本，當時曾與他一同登過富士山。

原先預測他會快速、輕鬆地完成登山，結果卻與預測相反；
不但速度緩慢，到了 3,500 公尺以上時，身體還出現疲累的狀態；
雖然有各式各樣的解釋，但筆者的推論如下：

連像他這樣一流的高地攀岩家，在身體尚未充分適應高地
的時候（他在這半年幾乎都沒有到過高地），登富士山也是會非
常疲累的；換句話說，富士山對於高地適應的訓練是很適合的。

實際上，他在下山後也曾說：「富士山是一座非常適合做
高地適應訓練的山，在波蘭只有塔特拉山脈（最高峰 2,655 公
尺），而日本有這樣的山是非常幸福的事。」

▍從資料來看登富士山的效果

由這些例子來看，筆者推論即使沒有遠赴國外的高地，只
要多次攀登富士山，還是可以對 4,000 ～ 5,000 公尺高度的高地
做充分的適應。以下是生理學上的根據。

圖 6-12 是筆者在平地做高強度的間歇訓練時的心跳率與動
脈血氧飽和度。心跳率在運動中上升至 170 ～ 180 次，這相當於
筆者最大心跳率的 90 ～ 95％，可得知當時對心肺系統造成很大
的負擔。

不過值得注意的是，即使是這樣激烈的運動，動脈血氧飽
和度卻還是維持在 90％以上[9]。

---

[9] 像優秀的長跑選手般、能將心肺機能發揮到最大限度的人，也有可能會掉到 80％左右。不
過像這樣的人不會掉到 70％，會掉到 80％也只是在使出全力運動後、身體極度疲累前的
數分鐘而已。

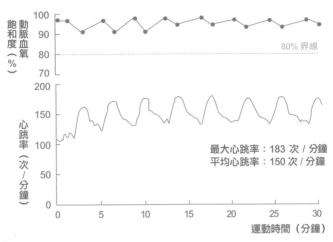

圖 6-12

進行高強度的間歇訓練時，心跳率與動脈血氧飽和度的變化。高低差約 40 公尺的坡道在 30 分鐘內來回跑 8 次，心跳率變高的地方是上坡，變低的地方是下坡。

　　在平地無論進行什麼激烈的持久訓練，身體內仍是「頑固」的、絕對不會出現缺氧的現象（正因為這樣的「頑固」，所以我們在平地可以安心地生活）。即使是代替間歇訓練、進行高強度的持久訓練，這樣的狀況也不會改變。

　　為了進行高地適應的訓練，就必須要將動脈血氧飽和度降低至 80％以下；因此，筆者認為要在平地進行高地適應訓練是不可能的事。圖 6-13 是登富士山時的心跳率與動脈血氧飽和度，心跳率都不超過 160 次，與圖 6-12 的訓練相比，對心肺系統來說是輕鬆許多的運動。

　　即使如此，隨著高度的上升，動脈血氧飽和度仍非常輕易地就下降了。

　　當超過 3,000 公尺後，運動中的動脈血氧飽和度會到 80％

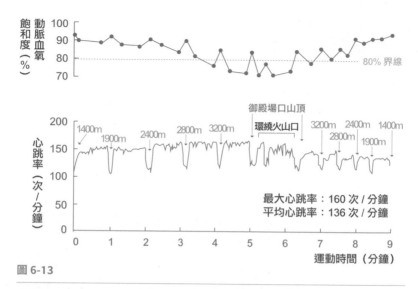

圖 6-13

從御殿場口往返富士山時的心跳率與動脈血氧飽和度。心跳率上升表示在運動，下降則表示在休息。動脈血氧飽和度則和心跳率相反，運動的時候下降，休息的時候則是上升。

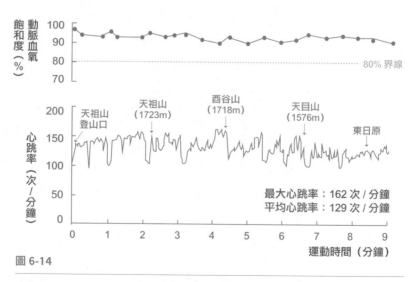

圖 6-14

奧多摩山地縱走時的心跳率與動脈血氧飽和度。心跳率與圖 6-13 登富士山時的程度相差不多，但是動脈血氧飽和度卻能維持在 90%以上。

以下，到山頂附近時則降低至 70％左右。從這個資料中可得知，
登富士山是絕佳的持久訓練，同時也是很好的高地適應訓練。

　　另一方面，圖 6-14 是登 2,000 公尺以下低山時的心跳率與
動脈血氧飽和度。以心跳率來看，與圖 6-13 登富士山時是同樣
程度的運動，但動脈血氧飽和度卻幾乎沒有下降，也就是說低
山的登山活動，雖然是絕佳的持久訓練，但對高地適應來說卻
沒有什麼效果。

　　將圖 6-12、圖 6-13、圖 6-14 相比較，即可得知只有登富士
山才有高地適應訓練的效果，有關實際上有效果的資料如下所
述：

　　圖 6-15 是連續兩天登富士山的前後，在相當於 4,000 公尺
的低氧室進行低氧暴露實驗時的動脈血氧飽和度與心跳率測量
結果，顯示出登山後比登山前的動脈血氧飽和度值高、心跳率
低，這意味著高地適應的訓練出現了效果；另外在別的機會中，
針對一次往返富士山的人做了同樣的測量，也得到了相同的結
果。

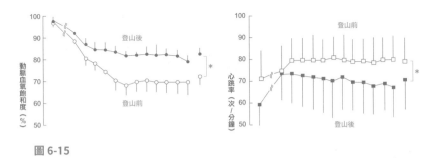

圖 6-15

6 名試驗者連續兩天登富士山，在登山前後進行低氧暴露實驗（相當於高度 4,000
公尺的靜止狀態）時的動脈血氧飽和度與心跳率。＊代表有顯著差異。這樣的效果
即使在只花一天登富士山時也會出現。

　　將此圖與圖6-10（頁243）做比較，預先進行幾次登富士山，即能在前往喜馬拉雅山前得到良好的高地適應成效。

▍富士山訓練的實際狀況

　　若單純解釋圖6-15，只要在出發前進行 1～2 次登富士山，即可達到 4,000 公尺的高地適應效果，但這其實是很不切實際的想法。

　　這個適應效果恐怕只是訓練過程中出現的一時性之超恢復現象，若之後什麼都不做，效果很可能漸漸消失；必須重複進行登富士山，才能將適應的效果內化到身體中。

　　話雖如此，對一般登山者而言，每週要攀登富士山是一件很困難的事。以下將針對最少該以何種頻率登山才會有效果這點進行探討。實際上筆者也如前述中，在出發前往卓奧友峰實驗登山前的 5 個月間，有 5 次、亦即每個月 1 次，前往攀登富士山；雖然並非完全沒有效果，但到了當地仍然深受嚴重高山症的困擾，所以稱不上有充分的效果。

　　根據小西浩文的經驗，每個月攀登 2 次的話稍微可以感受到效果，攀登 3 次的話即能清楚地感受到效果；因此，或許至少一個月必須攀登 2 次富士山才會有效果吧。

　　不過，也有如下非常值得玩味的例子。每個月各 1 次、22年來持續攀登富士山的曾子春雄（66 歲）曾經說過：他從 44歲時開始每個月都去攀登富士山，頭兩年總是在 3,500 公尺左右的高度，身體就開始感到疲累，但從第 3 年以後就不再有疲累感。

　　另外，開始登富士山後的第 3 年，他前往中國的博格達峰（5,445 公尺）進行登山，進入營地（3,800 公尺）時，其他隊員大多數都得到了高山症，曾子春雄卻完全沒事。雖然因天候不佳，博格達峰的攻頂並沒有成功，但在登附近幾座 4,500 公尺前後的高山時，也沒有出現任何障礙。另外在 1997 年，西藏啟孜峰（6,079 公尺）初次攻頂成功時，他也沒有出現高山症。

　　在富士山進行什麼樣的訓練會最有效果，關於這一點，今後還必須收集更多登山者的經驗才能證明，但歸納上述的內容後，可以整理出下列幾種方法：

（1）短期間、高頻率型

　　以每週或是每兩週 1 次的高頻率進行登山，短期間（2～3月）內就會有效果。

（2）長期間、低頻率型

　　即使是每個月 1 次的低頻率，只要長期（2～3 年以上）持續登山的話，也會有效果。

（3）出發前集中型

　　將（1）的方式以更加集中的方式，在即將出發之前密集地登山、或是在山頂上過夜，這樣的方法或許也會有效果。不過，從平地突然間登上山頂過夜，會對身體造成相當大的壓力（實際上也曾發生過因肺水腫而致死的意外），因此必須注意。

▌在日本進行適應訓練的意義

　　高地登山出發之前的準備非常繁雜，如果還要登好幾次富
士山的話，是很麻煩的一件事。但正如諺語所說的「欲速則不
達」，只要出發前在日本用心做好高地適應的訓練，反而可以
縮短在當地的適應時間，說不定還能在較短的時間內完成遠征。
先不論是否可以縮短時間，在當地若能從容地登山，也能增加
安全性和舒適性，這比任何事都來得重要。

　　圖 6-16 即上述內容的概念圖。

　　a 表示目前為止的方法。在日本只進行體力訓練，適應訓
練則在當地進行，是與探勘路線以及搬運行李等工作一起進行
的方法。但是，日本登山家常會因為登山期間的限制，而將當
地的適應訓練部分擠壓縮短，因此容易犧牲掉安全性及舒適性。

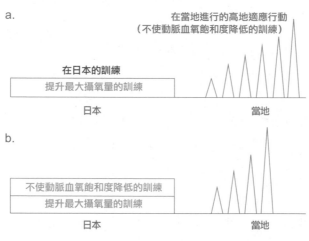

圖 6-16

至目前為止的高地登山計畫（a），與改善後比較好的方法（b）。

相對於此，如 b 般在日本同時進行體力訓練與適應訓練，除了增加安全性及舒適性外，還能更順利地登山，並挑戰更高難度的高山。

BOX | 在低氧室的適應訓練

在日本使用低氧室進行高地適應訓練的做法，始於原真、島岡清等人，於 1980 年左右在名古屋大學的低氧室所做的實驗，而在這之後，淺野勝己等人也在筑波大學戮力研究，兩者的實驗結果都證明是有效果的。

到目前為止，低氧訓練並非任誰都能輕易進行的，但最近由於技術革新，能以較低廉的價格建造低氧室，所以預測不久的將來應該能更加普及。接著，將針對目前的狀況做說明，現在的低氧室分為以下兩種類型：

（1）低壓低氧室

是到目前為止所使用的類型。如潛水艇般以鋼鐵建造的房間，用真空幫浦抽取空氣，運用低壓的原理製造出低氧的環境。

能做出與自然高地完全相同的環境為其優點，但因為要耗費龐大的經費（數億日圓），所以事實上只有大學和研究所能設置。因此，一般的登山者很難輕易使用；另外，進出低氧室時非常麻煩（因為必須做壓力調整），考慮到用餐和如廁等問題，長時間滯留、或是長時間訓練都有其困難度。

（2）常壓低氧室

使用特殊膜，將空氣中一部分的氧氣抽出，做出氮氣濃度相對較高的「1 氣壓低氧空氣」，將這種空氣用幫浦注入房間中，形成低氧室。

因為不需要低壓的環境，所以只要將普通房間縫隙都緊密封住的話，便可成為低氧室，製作經費也非常便宜，進出房間時也和普通的房間完全相同，因此適用於包含睡眠在內的長期訓練。

這種類型的低氧室，因為是靠提高氮氣濃度來稀釋氧氣濃度，所以與高地空氣（氮氣與氧氣都很稀薄）的性質有些許不同；但是根據筆者等人的研究，從讓身體負荷低氧環境的觀點來看，效果幾乎是一致的。

今後，常壓低氧室應該會快速地普及吧（美國已經有販賣「低氧帳篷」的商品）。在日本，去年文部省登山研究所與筆者所在的鹿屋體育大學也設置了這樣的設施；筆者馬上在這個房間中進行訓練後，前往攀登富士山，完全沒有出現任何高山症的症狀。

可以預見在將來，常壓低氧室對日本登山者而言會是有力的訓練手段之一。

適應訓練與體能訓練間平衡的重要性

回到最前面，歸納筆者體驗卓奧友峰登山的檢討，可以得到以下的結論：

筆者的體力已經提高到日本一流登山家的水準了，但是不讓動脈血氧飽和度下降的能力（適應能力）還沒有充分改善，所以在當地不僅無法發揮體力，反而還造成體力大幅下降。

無庸贅言，在高地登山中，體力是很重要的。但在此之前，必須先解決能夠在低氧環境下長時間生活的問題；即便擁有再優秀的體力，如果沒有辦法適應的話，就無法充分地補充營養與休息，結局就是連體力也會隨之喪失。

現在筆者認為，體力訓練與適應訓練間的平衡才是最重要的。以卓奧友峰的登山為例，❶增加出發前在富士山進行往返型適應訓練的次數，或是❷拉長進入營地前在尼泊爾進行滯留型適應訓練的時間，改善其中的任何一項（或是兩項）是有必要的。

馬納斯盧峰的實驗登山

根據檢討的內容，筆者在登卓奧友峰的兩年後，又嘗試了一次實驗登山，這次的目標是馬納斯盧峰（8,163 公尺），搭檔為小西浩文，與前次相同。

事前的訓練方針與登卓奧友峰時相反，亦即將體力訓練稍微減少、將適應訓練增加。例如將前次出發前 3 個月登富士山的次數，由 3 次增加為 6 次。

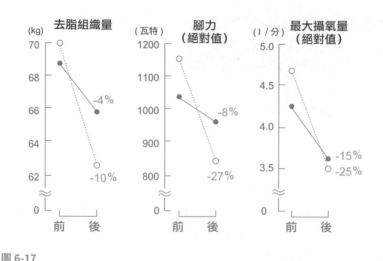

圖 6-17

攀登卓奧友峰（〇）與馬納斯盧峰（●）時，登山前後的體力變化圖。

　　實際登山時因為天候不佳，所以並未登上山頂，最高到達
7,600 公尺的高度；因為未能到達山頂，所以無法將兩次登山單
純地做比較；若試著做比較的話，適應方面就如事先所預測的
一樣，登山時的身體狀況比前次好很多。

　　圖 6-17 是顯示兩次實驗登山前後的體力變化。前次在出發
前的初期值雖然很高，但在登山中卻大幅下降，登山後變成非常
低的值。相對於這一次，初期值雖然沒有那麼高，但登山中降低
的幅度小，所以登山後的值與前次相比，還維持在比較高的地
方，亦即這一次在適應程度上比前次好，衰退幅度也比較小。

　　不過這一次的登山遇到了新的問題，即體力不足；在揹負
重物或是在雪地上行走時，常會力不從心。

　　前次是重視體力，忽略了適應，所以為適應所苦；這一次

則是重視適應，忽略了體力，所以被體力不足所困擾。

　　經由這兩次實驗的結果，筆者終於摸索得出體力和適應兩者都很重要的這個單純結論。

▎體力／適應訓練的實際狀況

　　實際前往高地登山和健行時，依下述的方針進行體力和適應訓練會比較有效。

（1）體力訓練

　　將要在目標山岳進行的登山內容先在較低的山（日本國內的山岳）試行。將需要的基礎體力，先在平常的實際登山和平地訓練中充分地強化。舉例來說，若目標山岳是屬於雪山登山的話，在日本就必須充分地進行冬山登山；如果有攀岩或攀冰路線的話，當然也要進行這樣的訓練；相反的，若是進行健走活動，就以健行或輕登山為中心訓練即可。

（2）適應訓練

　　接近出發前要多次進行富士山的攀登，讓身體適應高地。總之，必須將（1）所鍛鍊的體力改成「高地模式」後再出發。相關內容請參照第 5 章中所說明的「訓練週期」概念（**頁215**）。

　　登富士山的訓練，必須盡可能持續到出發前，如果到出發前數個月都很頻繁地登山，但因為即將啟程，變得繁忙而幾乎沒有進行訓練，效果將會大打折扣。

不過，冬季的富士山危險性高，只有真正擁有冬季登山技術的人才能攀登。另外，能夠頻繁攀登富士山的人，也僅限於住在關東地區的人；無法利用富士山的人，只能在當地花費時間做適應訓練，或是利用低氧室進行訓練。

| 4 |
高地登山計畫

前節中述及，進行高地登山，首先要在日本或當地 4,000公尺左右的高度進行充分的適應訓練，這是非常重要的事。

本節則針對正式進入登山活動之後，包含適應方法的登山計畫做探討。

低山、中山、高山

影響高地登山計畫最大的要素就是高度。依照原真醫生的觀點，山岳依高度可分為低山、中山、高山等 3 種。筆者認為這樣的分類法非常恰當。

（1）低山

約 3,000 公尺以下的山。可以在幾乎不會有高山症的困擾下登山。

（2）中山

　　約 3,000 ～ 6,000 公尺左右的山。即使沒有充分的高地適應，但只要忍耐一下高山症，還是能夠完成登山。

（3）高山

　　約 6,000 公尺以上的山。如果沒有經過適當的高地適應訓練，就會因為高山症而無法登山。以中等高度的山為例，即使沒有經過充分的高地適應，也能完成攀登；例如，只要是具備某種程度體力的登山者，富士山（3,776 公尺）只要花費一天、白朗峰（4,808 公尺）只需兩天，並不會很困難。

　　另外，吉力馬札羅山（5,895 公尺）由於山中小屋位置的關係，所以必須如圖 **6-18-a** 般，第一天 2,700 公尺、第二天 3,700 公尺、第三天 4,750 公尺，每天攀登約 1,000 公尺的高度，第四天即可攻頂 [10]。因為沒有充分的適應時間，幾乎所有的登山者都是邊被高山症困擾、邊完成登山，所以也有人無法完成攻頂；但是，約七成的人都能在「困難中」完成。

　　然而攀登高山的場合，這個方法是行不通的。例如阿空加瓜山（6,959 公尺），除了山頂附近的垂直地勢以外，與富士山、吉力馬札羅山同樣都有狀況良好的山路。但是，像中山那樣，每天持續提升高度登頂是不可能的事。如圖 **6-18-b** 所示，登到某一個高度後要暫時先下降到低處休息，必須要重複幾次這樣鋸齒狀的適應行動才能夠登頂成功。

---

10 在 3,700 公尺的據點停留兩夜進行適應行動，可提高攻頂的成功率。這個事實印證了頁 246 中所述，在 4,000 公尺前後進行適應訓練是非常重要的說法。

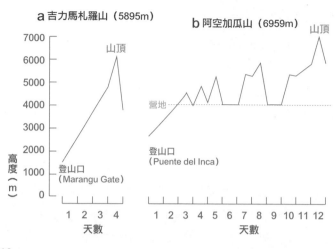

圖 6-18

a：吉力馬札羅山的登山計畫。由於這座山的性質，大家幾乎都是採用這個模式進
　行。

b：阿空加瓜山登山計畫的一例，這是 1981 年原真在登山學校中，指導沒有高地
　登山經驗者的登山模式。雖然進入營地後僅只有 10 天，但仍以非常高的成功
　率登頂。然而在 15 年前，原真與當時一流的 8 位登山家一起攀登同樣路線時，
　因為不知道適應的方法，所以最後只有一個人攻頂成功。

　　在 4,000 公尺的附近，有所謂高度的障礙這件事在前文中曾
經述及，另外在 6,000 公尺附近還有第二道障礙[11]。這個障礙連
即使在 4,000 公尺附近已做好充分適應的登山家，以及在 4,000
公尺附近定居的雪巴人，在登上 6,000 公尺的高度時，也有很多
人會被高地障礙所困擾。

　　也可以這麼說：所謂的低山是在 4,000 公尺障礙以下的山，

---

11 整數的數字區分較方便，因此本書中以 4,000 公尺與 6,000 公尺附近有障礙來表現，當然
　　實際上會有很大的個別差異。4,000 公尺的障礙約是 3,000 ～ 5,000 公尺，6,000 公尺的障
　　礙約是 5,000 ～ 7,000 公尺的幅度。

高山是指 6,000 公尺障礙以上的山，中山即是這兩者中間位置的山。

▍中山與高山登山方式的差異

（1）中山的登山方式

中山的關鍵在於要克服 4,000 公尺的障礙。這個障礙就如同攀登吉力馬札羅山的例子，即使事前沒有進行充分的適應還是可以強行突破；但是，從安全性及舒適性的觀點來看，會有許多問題。

為了能安全且舒適地登山，針對 4,000 公尺的障礙，在行前進行適應活動是很重要的，方法就如前節所述。

（2）高山的登山方式

攀登高山的關鍵，是要克服 4,000 公尺以及 6,000 公尺的兩個障礙。4,000 公尺障礙的克服方法已在前節中說明，但是 6,000 公尺的障礙該如何克服呢？

比照克服 4,000 公尺障礙的方法，有下述兩種：

❶ 在 6,000 公尺的高度長時間「滯留」

❷ 多次「往返」於 6,000 公尺的高度

但是❶的方法是不適當的；從銀小屋遠征隊的失敗案例中可以得知，在 6,000 公尺附近的高度長期滯留，比起適應，衰退現象會更為顯著。為了能適應 6,000 公尺的障礙，雖然一定要登上那個高度才行，但也不可以停留太久。原真曾經引述在第二次世界大戰前非常活躍的英國登山家 T. Longstaff 說過的名言：

「登 6,000 公尺以上的高山次數越多，高地適應力就越強；但夜宿 6,000 公尺以上的高山次數越多，體力反而會越加流失。」為了解決這個困境，就一定要用❷的方法。

歸納上述的內容，要攀登高山時，第 1 階段用滯留型或往返型適應訓練來克服 4,000 公尺的障礙後，第 2 階段則用往返型適應訓練來克服 6,000 公尺的障礙，之後再進行攻頂。

▍攀登 8,000 公尺高峰的計畫

中山的登山方式相對上來說比較單純，高山的登山方式則複雜許多。關於高山的登山方式，更詳細的說明如下：

即使同是高山，目標也有 6,000 ～ 8,000 公尺的區別，範圍很廣。特別舉其中 8,000 公尺的高峰為例做說明，只要明瞭 8,000 公尺的登山方式，7,000 公尺或是 6,000 公尺的登山方式也自然能領會。

（1）基本原則

假設沒有時間或金錢上的限制，技術上也是選擇容易爬的山，則筆者考量的 8,000 公尺理想登山方式如下：

第 1 階段（克服 4,000 公尺的障礙），至少需要 3 星期的時間。

第 2 階段（克服 6,000 公尺的障礙），綜合過去的成功案例以及高地登山家的意見，需要 3 ～ 4 星期的時間。然後在這段期間內，穿插著休息日，邊往返於 6,000 公尺的高度 3 ～ 4 次。

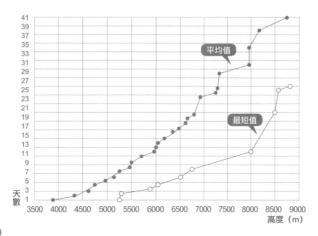

圖 6-19

事先沒有做高地適應的人（305 人），在進行高地登山時，以高度超過 3,500 公尺的當天為基準，到達某一個高度時所需要的天數。所謂「平均值」是指 305 人的平均值，最短值是指以最短天數到達的人的數值。

　　當進行 8,000 公尺高峰攻頂之際，必須在 6,000 公尺與 7,000 公尺的高度至少各停留一晚。因此，不只是要往返於 6,000 公尺的高度，在不造成身體負擔的範圍內於該地過夜也是必要的[12]。

　　第 1 階段與第 2 階段合起來需要 6～7 星期的時間（但如頁 256 所述，若預先在日本做好充分的適應訓練，即可縮短在當地進行第 1 階段的花費時間）。

　　圖 6-19 是實際在高地登山時，到達某個高度時需要花費多少天數的調查資料。對歐美的登山者 305 人進行問卷調查，以超過 3,500 公尺的那一天為基準，調查由哪裡開始到某個高度時

12 大多數人都贊同，在 6,000 公尺的營地多停留幾晚會比較好。但是，關於在 7,000 公尺的營地過夜，則贊成與反對的人都有；前者認為在 7,000 公尺的營地留宿將會讓適應的程度更好，而後者則認為，如果這麼做反而會造成體力的衰退，所以白天雖然必須要到達 7,000 公尺，但晚上還是回到低一點的地方過夜會比較好。

需要花費幾天。從平均值來看，到達6,000公尺時約需2個星期，到達7,000公尺需要3個星期以上，8,000公尺需要4～5個星期，到達珠穆朗瑪峰山頂則要6個星期左右。這個時間比筆者預測的稍短，可能是歐美人比日本人對高地的適應力要來得強，日本登山者在訂定登山計畫時應該要再更寬裕一些會比較適合。

另外，不論是平均值或是最短值，只要是到達8,000公尺以上，所需的時間就會急速增加。這代表在8,000公尺左右也有高度的障礙。事實上，這已經被許多有經驗的登山者所證實，待在未達高度8,500公尺的山上，與位於超過8,500公尺山上所感受到的痛苦程度與身體所承受的損傷相比，是完全不同的。

（2）無氧攀登的場合

若採用前述的計畫，未達8,500公尺的最高峰、亦即8,201公尺的卓奧友峰的無氧登頂，對多數的登山家而言是有可能的；因為無論是以前或現在，這種高度已經有很多登山家以無氧攀登的方式成功攀登。

他們的行動模式，當然依山岳和路徑而有所不同，但若將所有的成功案例單純化來看，可得知大多符合上述的基本原則。

例如，在第二次世界大戰前進行遠征的英國珠穆朗瑪峰登山隊，雖然最終沒有攻頂成功，但 E. Norton、F. Smyth 等 4 名隊員已經用無氧攀登的方式到達 8,550 公尺附近，他們的裝備和食糧比起今日顯得簡陋許多，所以是很了不起的成果。

他們在抵達珠穆朗瑪峰的山麓前，在 4,000 公尺的西藏高原進行了 1 個月以上的徒步長途旅行，可以推測這對他們突破4,000 公尺障礙的適應上有很大的幫助；另外，進入珠穆朗瑪峰

營地（絨布寺，約 5,000 公尺）後，因為勘查路徑、開路、搬運行李而重複好幾次上下往返，這對 6,000 公尺障礙的適應上同樣地有幫助；當時的環境雖然不便、充滿未知，但對於適應高度反而有所助益。

現代的喜馬拉雅山登山，與以前完全不一樣，交通發達，所以路途時間大幅縮短。另外，最受歡迎的 8,000 公尺高峰的一般路徑，由於同時間有很多的登山隊入山，所以甚至不需要探勘或開路的時間，而且只要雇用雪巴人，也不再需要反覆來回搬運行李。

最近也有備齊上述條件的登山隊公開招募，但或許是因為過於便利，沒有進行充分的適應就進行攻頂，所以失敗或發生意外的例子也增加許多。

（3）使用氧氣登山的場合

在高地吸取氧氣時，每個人都會覺得身體變得很輕鬆。究竟能夠變得多輕鬆呢？可以分為靜止時與行動時來討論。

❶ 靜止時

圖 6-20 是昭和山岳會的上村博道（當時 33 歲）在進行珠穆朗瑪峰攻頂時所測定的資料，在營地到 C6、靜止時（起床後馬上）測量的數據。從營地到 C4 是以無氧攀登，在 C5 ～ C6 是每分鐘吸取 1 公升的氧氣。

從此圖可得知，到 7,000 公尺為止，未使用氧氣時，隨著高度的上升，動脈血氧飽和度會降低；但是，在 C5 以上使用氧氣後，動脈血氧飽和度會大幅上升；令人吃驚的是在 8,300 公尺的

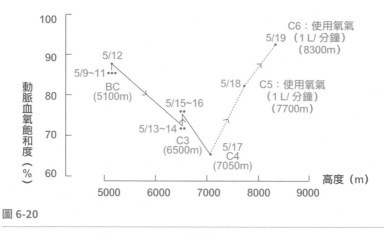

圖 6-20

進行珠穆朗瑪峰的攻頂時,在各營地起床時所測量的動脈血氧飽和度數值。

C6 所測量的結果比在營地時所測量的值還要高。氧氣在靜止時究竟可以發揮多大的威力,由此可知。

❷ 行動時

　　增山於 1996 年以推算的方式預測「使用氧氣登 8,000 公尺高山時,對身體會造成多少負擔?」,結果顯示,攀登珠穆朗瑪峰山頂附近時,每分鐘吸取 2 公升氧氣的話,相當於以無氧攀登方式攀登到 7,200 公尺的高度,每分鐘吸取 4 公升氧氣的話,相當於以無氧攀登方式攀登到 6,200 公尺的高度。

　　而根據 1953 年初登珠穆朗瑪峰的英國登山隊的報告,即使在 6,700 公尺以下高度的行動中使用氧氣瓶,也感受不到其效果。亦即在行動中邊吸入氧氣邊登山,對身體的負擔並不會降到 6,000 公尺以下的水準。因此,即使是使用氧氣來攀登 8,000 公尺的高山,事先做好克服 6,000 公尺障礙的適應訓練是基本條件。

另外，增山所提到的計算值，是以氧氣瓶順利作用時的數值為前提，若考量到氧氣瓶故障或是氧氣用罄的狀況，事先做好 6,000 公尺障礙的適應工作還是必要的，只要 6,000 公尺高度的適應充分完成，即使在 8,000 公尺附近耗盡氧氣，也還能夠忍耐。

圖 6-21 是使用氧氣攀登珠穆朗瑪峰的兩個登山計畫範例，一個是歐美人士參加公開招募登山隊時所使用，另外一個是前面曾經介紹過的、上村博道所使用的計畫。行動模式看起來相當類似，但前者的日程較短，對一般的日本人而言應該會稍嫌吃力。

若使用氧氣，即使不進行 6 ～ 7 個星期的適應時間，也能登上 8,000 公尺的高山，而採用這樣方式的人也比較多。但是，這只是拜氧氣之賜才有可能達成，而非身體對高地適應產生實質的變化。所以應該要先有「萬一氧氣耗盡，就無法保證安全」的覺悟後再登山。不用說也知道，要登上 8,000 公尺的高峰時，不可能好幾次往返 8,000 公尺的山頂進行適應訓練，攻頂時必須跨越未知的「高度」，這對肉體上或精神上都是很大的障礙。為了盡量提高此時的安全性，就必須正確掌握住要做到何種程度的適應，才能達到相應的高度。

圖 6-22 是針對這個問題，以筆者個人的觀點所製成的概念圖，預測在適應了 4,000 公尺障礙與 6,000 公尺障礙後，能夠再將登山高度延伸到多少的結果。

可惜的是，在目前並沒有充分的資料，所以此圖的內容僅止於筆者個人的推測。如果這個問題能進行更深入的研究，將可使適應行動更有效率；而且，攻頂時也能更有自信地行動吧。筆者今後將以更多登山者的經驗為基礎，繼續深入這個課題。

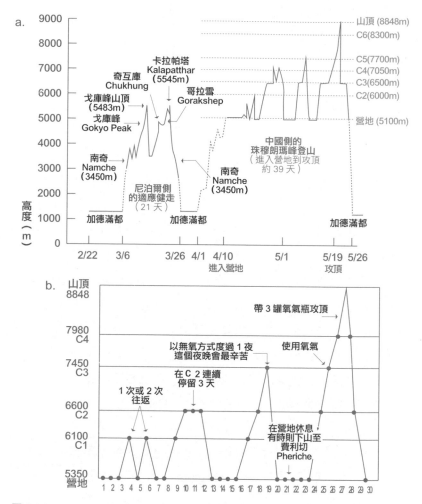

圖 6-21

使用氧氣攀登珠穆朗瑪峰的登山計畫。a 是 1998 年昭和登山會的上村博道,以從容方式登頂時的行動模式。b 是帶領珠穆朗瑪峰公開招募登山隊、擁有高成功率實績的已故紐西蘭籍登山家 R. Hall 所使用的行動模式(不過進入營地前的行程不明)。b 沒有像 a 一樣花時間進行適應活動,對日本人而言,或許是非常困難的登山計畫。

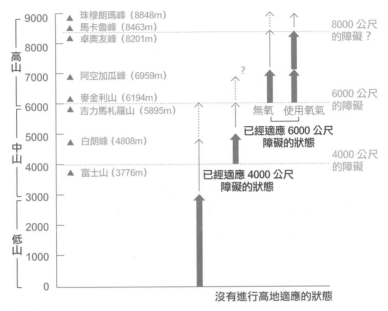

圖 6-22

高度與登山能力，以及對適應的影響。「↑」是指可以從容地登山，「↑」是指
雖然不從容、但並不會特別困難的登山，「？」是指非常勉強地登山。此圖是參考
過去很多登山家的報告後所整理出的問題點（或是提出的問題）。充其量只是筆者
個人的想法，並非絕對。

▋日本人的高地適應性

　　缺乏時間的日本登山家最想知道的一件事，就是如何在最
短時間內進行高地登山。但這其實是一個很難的要求，因為高
地登山要成功的最大關鍵，就是花費充分的時間進行高地適應。
如第 3 節中所述，高地適應與體力是兩個獨立的關係，並不會
因為在平地進行的體力訓練而達到改善。體力可以在平地花費
充分的時間進行訓練，但高地適應則是到了高地後才從零開始，

這是兩個非常不一樣的地方。

　　體力方面，只要努力不懈地進行訓練，任誰都可以達成，不過需要花費很長的時間（訓練開始到出現成果至少也需要1～2個月）；高地適應也是一樣，如果有充裕的時間，任誰都能自然而然地培養，但如果不花時間，無論怎麼努力都無法充分讓身體適應。

　　或許也有人不需花時間就能做好高地適應，但那只是擁有天賦的一小部分人；而且，想要在短時間內完成適應就如同臨陣磨槍的體力訓練，既不值得稱讚，也不是應該自豪之事。

　　因此，完全沒有經過高地適應訓練的人，要在一個月內爬完 8,000 公尺的高山並返回，不管有無使用氧氣，都是一件非常困難的事（或許說魯莽還比較貼切）。觀察擅長高地登山的專業登山家無一例外，都會在事前利用充分的時間進行適應訓練（或是頻繁地前往國外的高山，讓身體保持在適應的狀態）。

　　沒有時間可以說是日本人的共通問題，但諷刺的是，正因為是日本人，所以更需要花時間進行高地適應。根據長年在高地經手公開招募健行和登山隊的貫田宗男（49 歲）的說法，西方人與日本人的健行者相比，日本人明顯地較容易罹患高山症。另外，由西方人主導的 8,000 公尺高峰公開招募登山隊的登山期間（在營地滯留約 1 個月的時間），對日本人來說，感覺上時間相當短；而且，歐美人在這麼短的時間內大多都能完成無氧攀登，但一般的日本登山家若沒有使用氧氣，幾乎是不可能完成的。

　　另外有研究指出，日本人在 2,500 公尺左右的高度也會得到肺水種，據說當初歐美的研究者還不太相信這個事實。

與歐美人相比，日本人較不擅長高地的兩個理由如下所述：

（1）人種的差異

以人種來說，西方人有可能比較能適應高地；例如，將西方人與日本人的肺擴散能力（氧氣從肺部擴散到血液中的能力）相比，因為體格的關係，所以西方人較為優異，即使身高相同，西方人的肺容量還是比較大；因此，可以預測西方人在高地時的動脈血氧飽和度比較不容易降低。

另外，最近開始有與高地適應相關的遺傳因子研究，或許也會出現這一方面差異的結果。

（2）環境的差異

西方人平常就在攀登如歐洲阿爾卑斯山脈等 4,000 公尺以上的高山，所以在攀登喜馬拉雅山之前，身體或許已經處於適應 4,000 公尺障礙的狀態了。若真是如此，那麼日本人只要充分頻繁地攀登富士山，或許也能發揮與他們相同的實力。

▎高地適應的進行方式

圖 6-23 是筆者在卓奧友峰的登山實驗中，得到的高地適應進行方式資料。使用血氧濃度計，每天早上在營地測量自己的動脈血氧飽和度與心跳率後得出的每日變化圖。

首先，先觀察粗線的部分。這是起床後隨即以躺著的姿勢所測量出來的數值。雖然有些微的變動，但以整體傾向來說，隨著天數的增加，數值也有所改善（動脈血氧飽和度增加，心

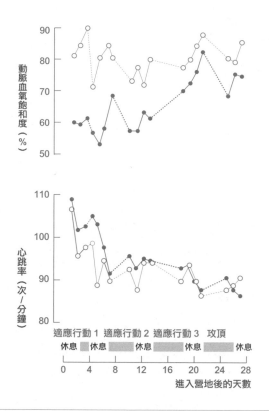

圖 6-23

在卓奧友峰的營地（5,700 公尺），每天使用血氧濃度計測定動脈血氧飽和度和心跳率。粗線是起床後躺著測量，細線是起床後 30 分鐘坐著測量時的數值。前者清楚顯示了高地適應的過程，後者則幾乎沒有關聯。

跳率降低），由此可知身體正在進行適應中，特別是攻頂之前有顯著的改善。

　　圖 **6-24** 是從行動能力來看適應的狀況。這次登山在營地、C1、C2 等三地進行紮營，在這期間重複往返於營地間搬運行李與進行適應行動。圖中顯示出在這些營地間移動時的登高速度與心跳率，隨著天數增加會產生哪些變化。

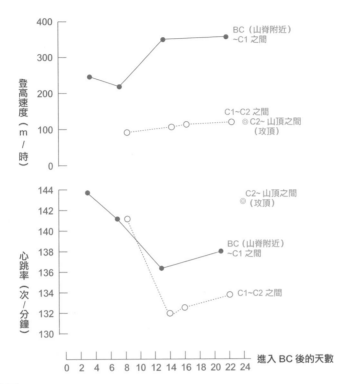

圖 6-24

在卓奧友峰各營地之間所觀察的登高速度與登高時的心跳率（包含休息時間在內的心跳率）。營地（山脊附近）高度為 5,900 公尺，C1 為 6,400 公尺，C2 為 7,000 公尺。另外筆者在低山的登高速度為每小時 500 公尺左右。

　　結果發現，在還沒有充分適應的登山初期，不僅登高速度緩慢，心跳率也很高。但隨著天數增加，兩者都會改善，進入營地到了第 2 個星期以後，狀況幾乎就很穩定。

　　綜觀圖 6-23 和圖 6-24，可得知進入營地的 2 個星期後即可適應良好。個人的感覺上，認為體力變好也是從 2 個星期之後左右開始，與數據的結果一致。

　　但實際上這個時期，如果從進入尼泊爾進行適應行動開始計算的話，約在第 5 ～ 6 個星期左右。亦即到目前為止筆者反覆再三地強調，充分的適應就是需要花費這麼長的時間。

　　另一個值得注意的是，從圖 6-23 來看，無論是動脈血氧飽和度或心跳率，在適應行動開始之後立即測量的數值大多會變差，進入休息日之後才開始有所改善。如第 5 章中所述，體力是反覆經由運動後的疲勞與休息所產生的超恢復作用，才進一步獲得增進，高地適應的改善也是同樣的規則。

　　特別是在攻頂之前，可以發現由於經過數天的休息，動脈血氧飽和度和心跳率都有顯著的改善，而且在攻頂當天的早上，還測量到至目前為止最好的數值。

　　實際上，攻頂時與剛開始為適應所苦的時期相比，簡直是無法想像的順利，從圖 6-24 也可得知，攻頂時雖然是無氧攀登，但也能以和 C1 ～ C2 之間幾乎相同的登高速度前進。

　　由上可知，為了能成功地進行高地登山，需要有完整、充裕的登山時間，並且在當中定期穿插充分的休息時間是很重要的事。

BOX │ 從高度別看高山症出現的症狀

　　有份年代稍微久遠的文獻，是 1975 年由日本山岳協會針對海外（38 人）以及日本（23 人）的登山家進行的高地登山問卷調查，在高地體驗方面有非常值得玩味的結果（表 6-3）。

高度	肉體上的症狀	精神上的症狀
4000 公尺以下	頭痛（隔天早上即自然痊癒）、氣喘、脈搏加快、噁心‧嘔吐、食慾不振、水腫、肺水腫	
4000~7000 公尺	頭痛（特別是夜間）、勞動時呼吸困難、脈搏突增、噁心‧嘔吐、食慾不振、腹瀉、肺水腫、輕微發燒、倦怠‧疲勞、失去平衡感‧無法步行、咳嗽、生理不順、舊疾惡化	注意力不集中、喪失意志力、面無表情、失神、煩躁
7000 公尺以上	氣喘、必須坐著才能呼吸、視力障礙、幻覺、沒有噁心感的食慾不振、失眠、喉嚨痛、凍傷、疲勞感‧無力感、支氣管炎、攀登速度遲緩、失禁	感受性減退、恐懼感減退、判斷力降低、記憶喪失、昏睡、容易激動（易怒、神經質、好爭辯）、缺乏自制力

表 6-3

從高度差異看高山症出現的症狀。

　　從結果來看，7,000 公尺以下，亦即在 4,000 公尺或 6,000 公尺障礙的高度左右，會出現頭痛、發燒、脈搏數增加、咳嗽、運動時呼吸困難、噁心、嘔吐、腹瀉、肺水腫等症狀，以肉體上所產生的障礙為主。

　　但到了 7,000 公尺以上的高度，這些症狀就逐漸消失，取而代之的是因為判斷力、知覺、恐懼等腦及神經機能因素導致視覺障礙、幻覺等，不會對肉體造成痛苦。在這樣的高地，或許是因為明顯地缺乏氧氣，所以感受痛苦的神經系統能力也麻痺了。

　　不管是何種理由，由於痛苦的感覺消失、理性思考能力降低，所以沒有察覺到危險而繼續登山的可能性就相對

> 提高，進行無氧攀登時，必須特別注意這一點。另外，即
> 便是使用氧氣，攀登像珠穆朗瑪峰這般的高山時，可以預
> 想也會遇到與 7,000 公尺以上無氧攀登相同的狀態，因此
> 仍須特別注意。

| 5 |
高地適應的自我判定方法

　　登卓奧友峰時所採用的適應行動模式，就結果而言，對筆
者來說非常有效。但此行動模式若用在其他人身上，卻無法保
證也會出現相同結果，這是因為身體在高地適應中存在著非常
大的個別差異。

　　重要的並非是訂出一個絕對的基準，而是建立一個可以自
行判斷、容易理解的基準。以下將介紹幾種方法。

▍以血氧濃度計來判斷

　　如圖 6-23 所示，使用血氧濃度計可以客觀地判斷高地適應
進行的程度。從局部的變動（疲勞與超恢復的關係）或許可以
調節適應行動與休息的平衡；另外，從整體的變動可以預測攻
頂的機會。不過，為了能做出正確的評價，必須注意以下的事
項。

　　圖 6-23 中，除了粗線外，還有另一條細線。細線是起床 30 分鐘後以坐姿狀態所測量的數值，與粗線相比，局部的變動幾乎一致，但若是看整體的變動，細線看不出有與粗線相同、漸漸變好的傾向。這個傾向，在動脈血氧飽和度值中更是明顯。也可從身體狀況非常不好的登山初期（第 3 天），動脈血氧飽和度出現最高值的結果得知。換句話說，細線並沒有顯示出身體的適應狀況。

　　關於原因，可以推測為下列兩點：

（1）測量方式的問題

　　動脈血氧飽和度值在高地非常容易產生變動，例如呼吸方式、姿勢或是測量前所做的運動，都會產生很大的影響。起床 30 分鐘後的數值受到起床後的深呼吸、為了排尿或排便而走出帳篷的運動所影響，所以可能會出現偶發性的高數值。

（2）生理上的問題

　　即使在適應還不完全的登山初期，動脈血氧飽和度在睡醒時也沒有那麼低，只有在睡眠中才會大幅降低（如此一來，即可解釋為何高山症好發在登山初期，而且是在夜間的原因）。

　　觀察圖 6-23，起床後馬上測量的數值（反映睡眠中的數值）與起床 30 分鐘後所測量的數值（可當作睡醒時的數值）間的落差，在適應還不完全的登山初期最大，但經過數天後便有逐漸縮小的傾向。

　　無論是哪一種理由（恐怕是兩者皆有影響），若要以血氧濃度計來評價適應狀況，只選擇靜止狀態時做檢測是不夠的。

❶ 早上睡醒時先不要出睡袋，以躺著的姿勢馬上進行測量。讓身體不要做激烈的動作、不要深呼吸，盡可能保持與睡覺時一樣的靜止狀態。

❷ 在高地時，因為動脈血氧飽和度與心跳率的數值常會有週期性的變動，所以要連續觀察 1 分鐘、記錄其平均值。

❸ 其他必須要注意的事項如下：不要在光線明亮的地方測量、手指要清潔（不能有指甲油）、保持溫暖、不要搖晃等。

表 6-4

使用血氧濃度計測量高地適應狀況時，建議使用的測定方法。

收集到目前為止使用這個機器測定的人的意見後，有的人認為有效，有的人認為沒效，贊成與否定意見都有，這是因為沒有考量到上述問題的緣故。

筆者認為，只要以適當的方法進行測量，血氧濃度計是有效的。表 6-4 顯示了筆者認為適當的測定方式。

不過，為了採用這個方式，必須每一個人配用一台血氧濃度計，若多人數但只有一台血氧濃度計的場合，必須先確定測量的時間，並且要避免呼吸方法、姿勢以及測量前的運動等影響，小心翼翼地測量才行。為了出現較好的數值，有的人會在測量時做深呼吸，但如果這麼做的話會讓測量變得毫無意義。

另外，雖然觀察個人的動脈血氧飽和度與心跳率變化會得到有用的資訊，但以比較個人間的差異來判斷適應狀況的好壞是很難的（差異很大的狀況除外）。舉例來說，即使 A 的動脈血氧飽和度值比 B 高出幾個百分比，也無法斷定 A 的適應狀況比 B 來得好。[13]

---

13 即使動脈血氧飽和度值相同，血紅素的量以及血紅素的氧解離曲線的位置若不相同，適應的程度也會不同。

標高 （公尺）	SpO$_{2(\%)}$	心跳率 （拍／分）	測量地點
2800	92±2	86±12	盧卡拉 Lukla ～ 孟鳩 Monjo
3500	86±4	91±14	南奇 Namche
3900	84±4	90±15	辛揚波奇 Syanboche、Temboche、多雷 Dole
4400	78±6	87±12	馬奇荷瑪 Machhermo、丁波切 Dingboche
4800	80±6	91±13	戈庫峰 Gokyo Peak、羅布奇 Lobuche
5300	77±6	87±12	珠穆朗瑪峰營地 Everest Base Camp

表 6-5

在珠穆朗瑪峰區域周邊的各住宿地點測量靜止時的動脈血氧飽和度值以及心跳率的
標準值。數值以平均值與標準差表示。參考 17 ～ 71 歲的男女共 106 名（男性 80
名、女性 26 名）的資料製成。另外，此數據並非在起床後馬上測量，而是在早晚
及靜止狀態時，以坐姿測量得出的數值。

　　但是以方便自我確認為出發點的話，在各高度有一個標準
值，還是非常方便的。目前，高地低氧血症研究協會正在進行
這項工作。表 6-5 即其成果的一部分。在日本人經常造訪的珠
穆朗瑪峰區域周邊的主要住宿地點，於靜止時所測量的動脈血
氧飽和度值以及心跳率的標準值。若與這個數值相比出現極差
的結果，就應該要特別注意。

　　血氧濃度計不僅可以用來評價高地適應的程度，在對肺水
腫等嚴重高山症的診斷上也很有效。

　　圖 6-25 是擁有初次冬季登頂珠穆朗瑪峰西南壁、多次攀登
喜馬拉雅山經驗的尾形好雄（當時 45 歲），在登上卓奧友峰的
途中出現肺水腫症狀時的動脈血氧飽和度變化。

　　罹患肺水腫的話，動脈血氧飽和度值會急速降低（連尾形
好雄這樣有經驗的老手，都會在相對上較低的高度時罹患肺水
腫，可見這種病的恐怖）。此時尾形好雄因為馬上回到海拔較
低的地區，所以很快速地恢復，之後也成功登上了卓奧友峰。

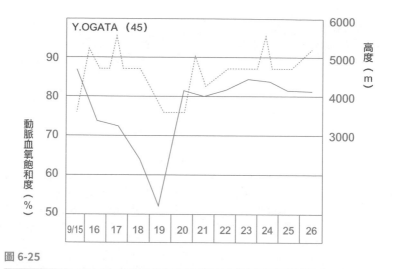

圖 6-25

實線為出現肺水腫時動脈血氧飽和度值的變化,虛線代表行動模式。肺水腫會像這樣讓動脈血氧飽和度值急速下降,若不趕快回到低地的話,會有生命危險。這個案例因為馬上下山,所以能夠快速地恢復。

另外,觀察圖 6-23 即可得知,不只是動脈血氧飽和度,從早上起床所測量的心跳率也能看出適應的程度。因此在沒有血氧濃度計的時候,只要仔細測量起床後的心跳率,也能得到有用的資訊。

依 AMS 評量表來判定

表 6-6 是為了讓個人可以自己判斷高山症(AMS)的重症程度所製作而成,是受到國際認可的測驗。因為只是將頭痛、想吐、疲勞感等自覺症狀以點數計算,所以可以簡單地實施。這個測驗原本是為了判斷高山症而製作,但也可以活用在判斷

高地適應的程度。

　　圖 6-26 是包含筆者在內的兩人，在珠穆朗瑪峰區域進行健走時用血氧濃度計和 AMS 評量表所做的身體狀況評價結果，與各自的身體狀況幾乎契合。

　　另外，雖然不包含在 AMS 評量表原本的問題項目中，但最好也同時確認排尿的量與顏色，在適應行動中由於身體疲勞的關係，尿量會變少，顏色也會變得較濃。

　　在本章結尾也附上筆者在高地登山或健行時所使用的「體能狀態管理表」（頁 328），培養記錄每天動脈血氧飽和度和心跳率的習慣；每天確實記錄的話，對自己身體的變化即可一目了然，相當有幫助，有興趣的讀者可以影印使用。

▌依登高速度來判定

　　從圖 6-24（頁 277）的「登高速度」數據可以得知，行動中的登高速度也可以用來判斷高地適應的程度，這個方法是由原真所提倡，是最簡單的判定方法。

　　另外，雖說是測量登高速度，但測量時請不要盡全力登高；換句話說，只要以自己平常的登山速度作判斷就已足夠。

　　從圖 6-24 的「心跳率」數據也可得知，以平常的登山速度所測量出的心跳率也能當作參考。測量心跳率的方法與注意事項請參照頁 26。

AMS 重症程度自我判定表

對於到達某高度之後 48 小時以內的健康狀況，符合以下各症狀項目 5 階段中的哪一個，請自行判斷後於該編號打圈。

頭痛

0：完全沒有
1：輕微頭痛
2：中等程度的頭痛
3：強烈的頭痛
4：從來沒有過的嚴重頭痛

消化器官症狀

0：食慾良好
1：沒有平常的食慾
2：反胃沒有食慾
3：強烈的反胃，完全沒有食慾
4：強烈的反胃、嘔吐，無法進食

疲勞／倦怠

0：完全沒有
1：有一點感覺
2：很明顯的感覺
3：非常強烈的感覺
4：疲憊不堪，重度倦怠

暈眩／重心不穩

0：完全沒有
1：有一點感覺
2：很明顯的感覺

3：非常強烈的感覺
4：相當嚴重的感覺

睡眠障礙

0：完全沒問題，熟睡
1：有醒來幾次
2：醒來好幾次，不太睡得著
3：幾乎沒有睡
4：很嚴重，完全沒有睡

★合計：　　　　　分

其他的詢問事項（不加入計分）

病痛感

0：完全沒有
1：有一點感覺
2：很明顯的感覺
3：非常強烈的感覺，身體不舒服
4：好像快要死了

活動能力

0：與平常沒有兩樣
1：減低一點
2：很明顯的減低
3：很嚴重的減低
4：什麼都無法做，一直躺著

排尿

0：與平常沒有兩樣，顏色清澈
1：有點難解出來，顏色有一點深
2：不好解出來，顏色很深
3：很難解出來，顏色也非常深
4：幾乎解不出來，顏色接近紅色或茶色

表 6-6

自行判斷急性高山症（AMS）程度的測驗。從每日記錄的資料中觀察其中的變化，即可作為高地適應程度的判斷參考。如表所示，原本的表是記錄「到達某高度之後、48 小時內的健康狀態」，若每天使用請改為「某日一整天的健康狀態」，在當天晚上記錄即可。

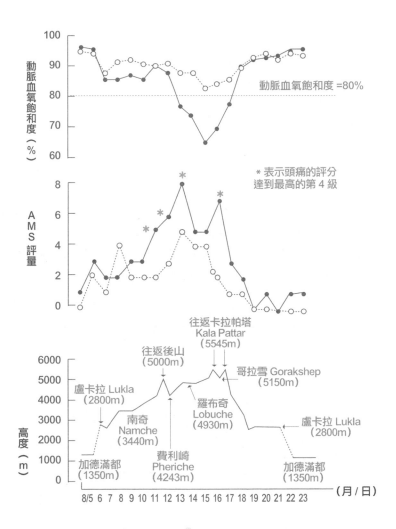

圖 6-26

在珠穆朗瑪峰區域健行時每天的高度變化（下段），以及相對應的動脈血氧飽和度（上段）、AMS 評量（中段）的變化。○是有 4,000 公尺以上高地經驗的人（筆者），●是無經驗者。無經驗者在動脈血氧飽和度和 AMS 評量的值都不佳，被各種高山症症狀所困擾。

| 6 |
高地技術

即使體力與適應程度相同，能夠良好控制自己身體的人與不擅長控制的人，在高地上的行動能力和生活能力也會有極大的差異。本節將針對如何將自己所擁有的身體能力，在高地發揮到最大限度的「技術」進行探討。

在第 2 章中曾經說明如何在低山舒適步行的 4 個技術（正確的上坡方式、下坡方式、飲食方式、飲水方式），這些技術在高地登山時雖然也適用，但技術需要更加地熟練。

另外，在低山不會被特殊要求的技術「呼吸的方式＝呼吸法」，在氧氣稀薄的高地就會變得很重要。以下會依順序進行說明。

A｜呼吸的方式（呼吸法）

「有意識呼吸」的重要性

人體只要條件足夠，即使 1 個月以上不進食、1 星期以上不飲水也可以生存；但如果不呼吸，只要幾分鐘內便會死亡。平常幾乎不會特別去意識，但人體無論在睡眠中或是醒著的時候都會不間斷地進行呼吸動作，讓身體吸入足夠的氧氣（這麼重要的氧氣，卻不能像食物或水一樣儲存在體內，雖然不合理，但這是因為氧氣裡存有毒性的緣故）。

　　呼吸，一般都是在無意識中進行，但是可以在有意識的狀況下進行，也是其特徵之一。因為呼吸是維持生命絕對不可或缺的要素，所以在控制這項要素的司令塔──大腦中，具備了兩種呼吸中樞（不隨意中樞與隨意中樞）。

　　在氧氣充足的平地或是低山，就算只是無意識的呼吸也不會引起障礙；但在氧氣稀薄的高地，如果只有這樣做的話，將有缺氧的可能性。

　　圖 6-27 是以前往高地時容易產生高山症的人（A 群）與不容易產生高山症的人（B 群）為對象，調查在低氧暴露試驗時的換氣量（呼吸時進出肺部的空氣量）與動脈血氧飽和度值。

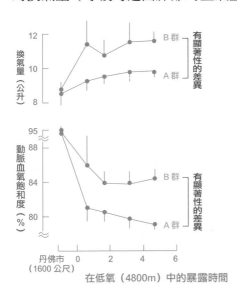

處在低氧環境時，兩者的換氣量皆有增加。但 A 群換氣量增加的幅度較小，因此動脈血氧飽和度也比較低；亦即，在高地換氣量難以增加的人，較容易得到高山症，這樣的人到了高地，必須要特別有意識地進行「正確的呼吸法」。

圖 6-27

以容易罹患高山症的人（A 群：8 名）與不容易的人（B 群：4 名）為對象，測量在相當於 4,800 公尺的低氧室中進行低氧暴露試驗時的換氣量與動脈血氧飽和度。縱線表示標準偏差值。

　　從以前就已經知道，在高地進行有意識的呼吸法，既可以提升登山能力，也可以預防或改善高山症。

　　舉例來說，在揭開近代登山序幕中占有重要地位的瑞士科學家 H. Saussure，於 1787 年在記錄第 3 次登上白朗峰的《阿爾卑斯山紀行》中提及：「在山頂附近呼吸困難，所以只能連續走 15〜16 步，但如果大口呼吸新鮮空氣的話，即可連續走上 25〜26 步。」

　　另外，於 19 世紀後半活躍於阿爾卑斯山的攀岩家──E. Zsigmondy 與生理學者 W. Paulk 一同撰寫的《山的危險》中，述及：「出現高山症的症狀時，只要冷靜地深呼吸就有顯著的改善效果。」

　　包含日本在內的東方國家，自古即盛行坐禪、氣功、瑜珈等重視呼吸法的「修行」。這些呼吸法中有一個共通點，即「腹式呼吸──特別重視吐氣的方式」。原真指出這對高地登山也非常有用，對相關具體的方式有詳細的記述。

　　圖 6-28 是在普通環境與低氧室中進行腹式呼吸，調查動脈血氧飽和度與心跳率的變化。在普通環境（a）中，無論有無進行腹式呼吸，動脈血氧飽和度和心跳率幾乎都沒有變化。但在低氧環境（b）中進行腹式呼吸，數值就會有顯著的改善，而這個效果可與吸入氧氣的效果相匹敵。

　　呼吸法在平地的醫療機構中，在對呼吸病患者的治療上也相當受到重視，圖 6-29 所表示的是其中幾個範例。每一種動作雖然看起來有些不可思議，但其實都是在訓練「嘟起嘴巴，緩慢、深沉吐氣」的呼吸方式。其中，d 對有意識的腹式呼吸訓練非常有效。

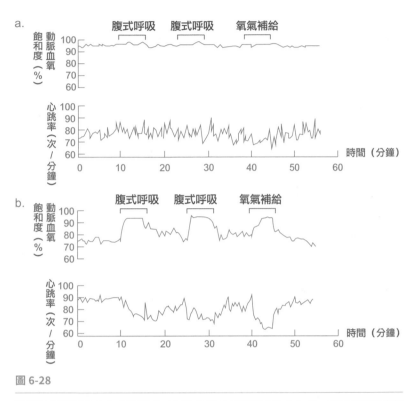

圖 6-28

筆者在普通環境（a）與相當於 4,000 公尺高度的低氧室（b）中，在正常呼吸中加入腹式呼吸與氧氣補給時的動脈血氧飽和度和心跳率的變化。

　　試過這些呼吸法後，自然而然就會變成重視吐氣的腹式呼吸。

　　請回想一下在前文中曾經提及的，進行高地登山的人與在平地為呼吸疾病所苦的病患狀況極為相似，所以應該把自己當作患者般生活與運動。

　　如果是對呼吸疾病患者有效的呼吸法，那麼對進行高地登山的人也會有效，這個觀點應該很容易理解。

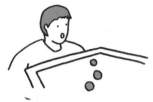

a. 吹乒乓球

a：吹乒乓球，盡量持續讓球轉動。

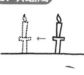

b. 吹蠟燭

b：吹蠟燭的火焰，盡量長時間讓蠟燭的火光搖晃（習慣後可逐漸將蠟燭的距離拉遠）。

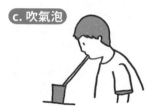

c. 吹氣泡

c：將吸管放進裝有水的杯子，盡量持續朝水裡吹出泡泡。

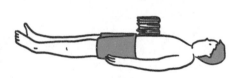

d. 橫膈膜（腹式）呼吸的訓練

d：將書之類的重物放在腹部上，有意識地邊呼吸邊讓它上下移動。

圖 6-29

呼吸病患者所進行的呼吸法訓練範例。a～c 都是在練習「嘟起嘴巴，緩慢、深沉吐氣」的呼吸法。d 對有意識的腹式呼吸訓練非常有效。

▎呼吸法有效的理由

呼吸法雖然種類很多，但就本質上來說有很多共通點，幾乎所有呼吸法的共通點之一就是「緩慢、深沉的腹式呼吸──特別重視吐氣」，其他還有「吐氣時要比吸氣時多花兩倍的時間」、「吐氣時嘴巴要嘟起來」（圖 6-29 的 a ～ c）、「吸完氣後要暫時先閉氣」等多種方式。

為什麼這些方式會有效呢？雖然呼吸法在生理學上的效果，到目前為止無法解釋明白的部分仍然很多，但起碼已知有以下意義：

（1）增加吸入體內氧氣量的效果

圖 6-30 是顯示人體呼吸模式的概念圖。在平地無意識地呼吸（普通呼吸）時，就像圖左所表示的曲線、小吐小吸的模式。但如果是有意識的呼吸時，就會像圖右的曲線一樣，可以大口地吸氣與吐氣。

圖 6-31 顯示了 3 種呼吸模式。a 是普通呼吸的模式，b 是有意識深沉、緩慢吐氣的呼吸模式，關於 c 則將在稍後說明。

a 的呼吸動作中一次吸入肺裡的量（①：一次換氣量）相當少，而且這些新鮮空氣會因為原本殘留在肺中的舊空氣（②：預備呼吸量＋殘餘空氣量）而被稀釋得更為稀薄。因此，肺中的氧氣量（稱為「氧分壓」）會變得越來越少。在氧氣充足的平地或低山，即使如此也能確保有足夠的氧氣，但在氧氣稀薄的高地上，就會導致氧氣不足。

在高地就要像 b 一樣，首先要把肺裡的舊空氣盡可能地吐

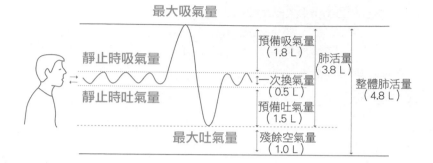

圖 6-30

肺部呼吸（換氣）的模式圖。圖中所顯示的數值，是擁有 3.8L 肺活量的人的標準值。

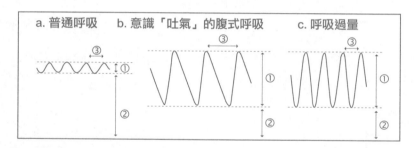

圖 6-31

各式各樣的呼吸模式：

a 是普通呼吸的模式。

b 是有意識吐氣的腹式呼吸模式。

①是新吸進肺部的新鮮空氣量。

②是肺中所殘留的舊空氣量。

③代表呼吸的一個週期。

普通呼吸在一次的換氣中，肺裡的舊空氣只有 1/7 左右會被交換，但如果進行腹式呼吸則可交換 1/3 左右。c 是不好的範例（呼吸過量）。

出，然後再大口地呼吸新鮮空氣；如此一來，就能改善新鮮空氣被舊空氣影響，而變得稀薄的狀況，肺中的氧分壓也會大幅增加。結果將可使血液中的氧氣含量提升，進而讓動脈血氧飽和度值上升。

另外吐氣時，以圖 6-29 的 a～c 訓練般、將嘴嘟起來吐氣的話，因為肺內部的壓力提高，所以在末梢的微小氣管也會張開，讓新鮮空氣可以到達肺裡的每一個角落。

通常呼吸時，肺的角落（特別是上方被稱為「肺尖」的部分）因為氣管容易堵塞，所以新鮮空氣很難到達。

這樣的呼吸法，在雪巴人常用的「像吹笛子般」的呼吸法、以及海女的「磯笛」呼吸法中都能看到。另外在呼吸疾病患者常使用的呼吸法中，有大口吸氣後閉氣數秒鐘的方法，這也是為了提高肺內部的壓力。

（2）減少無謂氧氣消耗量的效果

當我們感到緊張的時候，會有意無意地大吐一口氣讓情緒緩和。實際上這樣的呼吸方式，會導致血壓降低、肌肉弛緩、神經興奮減緩等狀況。吐氣有讓身心放鬆的效果，而且在長長地／細細地／慢慢地吐氣時，能讓效果更為明顯；幾乎所有的呼吸法，都建議最好多花時間在吐氣上（盡量如圖 6-31-b 一樣，以吸氣的兩倍時間來進行吐氣）。

為何在高地時，讓身心放鬆是很重要的事呢？如果也以呼吸疾病患者為例來說明的話，就很容易了解。呼吸疾病患者常因氧氣不足而喘不過氣，所以在無意識之中使得全身的肌肉緊張起來；但是，如此一來氧氣的消耗量反而增加，使氧氣不足

的狀況更為嚴重，而更加喘不過氣來。

　　如果陷入這樣的惡性循環，症狀永遠不會改善；反之，利用呼吸法讓全身的肌肉放鬆，讓缺氧的現象盡可能地緩和，症狀也會隨之改善。

　　高地登山也可說與上述的狀況相同。到了高地後因為低氧的影響，會產生氣喘、頭痛、想吐等各式各樣的痛苦症狀，若因此讓全身的肌肉緊張起來的話，氧氣的消耗量就會增加，更助長了氧氣不足的現象，痛苦也就更加深一層；相反的，如果使用呼吸法讓身心獲得放鬆，即可抑制不必要的氧氣消耗，並緩和痛苦症狀。

BOX ｜讓身心放鬆的方法

　　除了本文中所介紹的呼吸法之外，還有各式各樣放鬆的方法，因為頁數的關係，僅在此作簡單的介紹。

（1）輕微的運動

　　因為適度的運動可以讓呼吸稍為亢進，解決體內氧氣不足的問題，在得到高山症時進行的話，會讓症狀減緩不少。空手、緩慢進行的散步運動就很適合，邊做深呼吸、邊散步的話效果更佳，但過於強烈的運動會讓氧氣不足的情形更加惡化，所以請注意。

（2）漸進式的身體弛緩法

　　即使想要盡量放鬆，但人體的肌肉卻常會因一點點小事就緊張起來，這個方法即是為了消除這種狀況而設計的。

在能夠放鬆的場所，穿著舒適的服裝，用最輕鬆的姿勢，將全身的肌肉在不使力的情況下完全放鬆；接著，針對特定的肌肉重複「使力、放鬆」的動作，訓練身體能夠感受到何為放鬆的狀態，最好是全身各處的肌肉逐一試行。這個方法雖然是使用在呼吸疾病患者身上的放鬆法，但最近連運動選手也會採用。

（3）自律式訓練法

　　亦即給自己下暗示，將意識集中在身體的一部分，例如右手，想像「漸漸無法動彈」、「變得柔軟」、「變重」、「變輕」等狀況，其中又以想像「變溫暖」會得到最大的放鬆效果。以右手→右臂→右肩→左肩→左臂→左手的順序，將意識集中的部位依序移動，並進行全身的練習。

（4）在腦中浮現能讓自己放鬆的風景

　　藉由在腦海中想像「躺在夏天海邊的沙灘上」等令人心情愉悅的光景，讓身體達到放鬆的效果；這或許是在山上陷入困境時，大家都曾經試過的方法。

（5）情緒管理

　　常有人說神經質的人容易罹患高山症；相反的，不拘小節、個性悠哉的人比較不容易罹病；因為情緒管理對身心的放鬆也有很深的關聯，所以恐怕這個說法是正確的。高地登山時不只有生理上的壓力，心理上的壓力（不安感、恐懼感、人際關係的壓力等）也很大，所以讓心情放鬆也是重要的課題。

注意別過度呼吸

到目前為止，都在敘述有意識的呼吸法是有效的，但有意識的呼吸法中，又分為正確與不正確的；若採用不正確的呼吸法，反而會造成身體狀況崩壞，所以一定要注意。

不正確的呼吸法中，最典型的例子是「過度呼吸」。在高地邊以血氧濃度計監控動脈血氧飽和度的狀況，邊試行各式各樣的呼吸法，當如圖 6-31-c 般激烈地呼吸（大口又快速）時，動脈血氧飽和度值最高；但是，若持續使用這種方式呼吸的話，不久後就會出現心悸、呼吸困難、暈眩、痙攣、失去意識等症狀，即「過度換氣症候群」。

如果只從將氧氣吸入體內的這個觀點來看，大口又快速的呼吸是最具效果的，但這會出現很大的問題。呼吸時，吸取氧氣進入體內的同時，體內的二氧化碳會排出，被排出的二氧化碳常被誤認為是身體不需要的廢物，但其實二氧化碳具有調節體內酸鹼平衡的作用，在體內必須保持一定程度的量；過度呼吸的話，二氧化碳會被過度排出，體內變得過於偏向鹼性，因而引發過度換氣症候群。

若進行超過必要以上的激烈呼吸，還會產生其他各式各樣的問題。高地的空氣又冷又乾燥，在吸入、吐出這些空氣時，體溫會將它加溫到與體內同溫，當水蒸氣達到 100％飽和後就會被吐出體外；亦即越激烈呼吸的話，體內的溫度和水分會過度地流失。以前有某位學者曾經推算過，若以無氧攀登珠穆朗瑪峰，為確保需要的氧氣而激烈呼吸，體溫會下降到瀕死邊緣、根本無法登山。

　　另外所謂的呼吸，是由被稱為「呼吸肌」的肌肉所進行的一種運動；因此，如果過度地使用這個肌肉，將消耗不必要的能量，呼吸肌也會過度疲勞，甚至有無法呼吸的可能性。在激烈行動後（攀登岩石或冰岩、搬運重物、攻頂等需要較長時間的行動）的當晚，動脈血氧飽和度值容易下降，筆者推測也是因為這個原因。

　　在像這樣的高地，越努力想在體內儲存大量的氧氣，反而越會造成二氧化碳、水分、體溫、能量喪失的困境。而這些得失折衷的結果就是，最好採用「深沉、緩慢的腹式呼吸」。為了預防高山症，有一種被稱為「乙醯偶氮胺錠」的藥（商品名為丹木斯〔Diamox〕），此藥具有讓換氣量「和緩」地增加，邊預防二氧化碳過度排出體外、邊增加氧氣吸收量的功效。換句話說，服用這種藥與使用正確的呼吸法具有相同的功效。

▍呼吸法的訓練

　　在高地若能運用正確的呼吸法，將會有很大的幫助；但是，要一整天都持續使用正確的呼吸法是件很困難的事。要達到讓正確呼吸法在無意識之中也能進行，必須經過數個月或是數年在平地每天的訓練，要到了高地馬上就讓身體學會，是一件不可能的事。

　　但也不需要過度悲觀，只要隨時保有一想到就進行練習的用心，也可以達到相當的成效，即使是呼吸疾病患者，也沒有必要在一天之中一直使用呼吸法，而是 1 天 2 ～ 3 次、1 次 3 ～ 5 分鐘左右的練習即可。不過在高地，注意力與意志力會變得比

較遲鈍，會發生即使想要做卻做不來的情況。因此，事先決定呼吸法的進行時間與場所會比較好。例如，早上起床後在帳篷內一定要進行 10 分鐘的練習，以這樣的方式進行的話，就比較容易養成習慣。

另外，將它套入某種形式中一起進行也比較有效，例如在坐禪或伸展運動時同時進行，亦即結合身體的姿勢與動作。這麼做的話，會讓「現在開始要進行呼吸法」的意識更加明確。

圖 6-29（頁 292）中所示，呼吸疾病患者的呼吸訓練，也是為了讓患者有更強烈的動機，所以與舉目可見的行為結合進行。將平常在完全沒有意識下的呼吸活動，納入有意識的管理是很重要的。

在筆者所嘗試的各種方法中，最簡單又有效的是如圖 6-32 中被稱為「真向法」的方法。這在狹小的帳篷中也可以進行，動脈血氧飽和度的改善效果也很好（但要注意，過度的話會導致過度換氣症候群）。

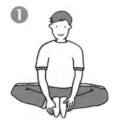 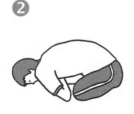 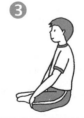

❶ 兩腳腳底相向，膝蓋壓低坐著。

❷ 手肘橫向展開，像在「休息」的感覺，邊冷靜、緩慢地吐氣，邊用兩秒左右的時間將身體往前彎曲。

❸ 用邊吸氣、邊擺動身體般的感覺，以屈身時一半的時間（1 秒左右）起身，採取比垂直再稍為後仰的姿勢。

圖 6-32

真向法（第 1 體操）的做法。

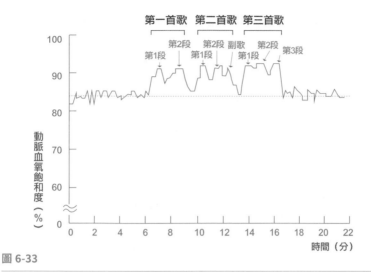

圖 6-33

筆者在馬納斯盧峰的 BC（4,900 公尺）連續唱 3 首歌後，測量到的動脈血氧飽和
度的變化。顯示出發聲與動脈血氧飽和度的上升相互呼應。

　　另外，唱歌（**圖 6-33**）、笑、說話（尤其是像演講般的長
時間說話最有效）、誦經等，也都是腹式呼吸的方法之一，進
行這些即可在不知不覺中落實良好的呼吸法。雪巴人適應高地
的能力非常強，觀察他們的生活模樣，一天中又說話又大笑、
又唱歌又誦經，這或許就是他們對高地有很強適應力的秘訣吧。

　　圖 6-34 是筆者在馬納斯盧峰進行實驗登山時，測試各項呼
吸法後所整理出來的結果。

　　圖的最下方，將吸入氧氣時的效果也一起表示。可得知吸
入氧氣會讓動脈血氧飽和度增加，而且也有降低心跳率的效果。
另一方面，每一種呼吸法對於降低心跳率的效果都有限，增加
動脈血氧飽和度的效果則有程度的差異。當中也有像真向法般，
與吸入氧氣的成效相匹敵的做法。

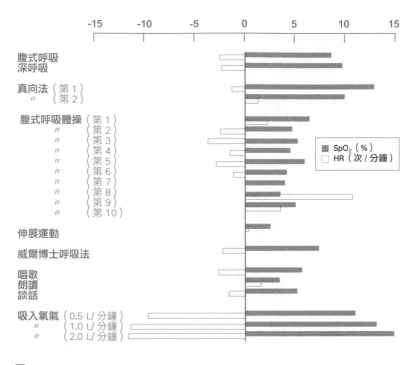

圖 6-34

筆者在馬納斯盧峰的營地（4,900 公尺）中，進行各式呼吸法後，測量動脈血氧飽和度和心跳率改善的狀況。以普通呼吸時的數值為基準，顯示其變化的程度。最下方是表示吸入氧氣（此時的呼吸以普通呼吸法為主）時的效果。

在持有血氧濃度計的場合，即可在高地邊監控動脈血氧飽和度值的變化，邊進行呼吸法的練習。這樣會比較容易知道哪一種呼吸法比較好，對於習得正確的呼吸法而言是很有效果的，這樣的方法稱為「生物反饋療法」。

▌睡眠時要特別注意

高山症容易在夜晚睡眠時發作或惡化,這也和呼吸有很深的關係。睡著後會變得無法有意識地呼吸,再加上無意識呼吸的活動也降低,因此,呼吸的次數會比普通呼吸時減少許多,而且比較淺。另外,也受姿勢(躺著時,胸廓的運動受到限制,所以呼吸變得比較淺)或舌根下沉(睡著時舌根的緊張會趨緩,呼吸道會變狹窄,這也是引起打呼的原因)的影響。

圖 6-35 是第一次進行高地健走的人在珠穆朗瑪峰區域的費利崎(4,240 公尺)留宿時,連續測量睡眠中的動脈血氧飽和度

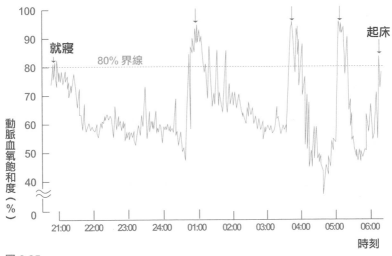

圖 6-35

在費利崎(4,240 公尺)時測量睡眠中的動脈血氧飽和度,得出與白天完全不能相比的低數值。試驗者是 31 歲的男性,在平地是全能的運動員,但第一次到高地,動脈血氧飽和度值卻大幅下降。↓ 的部分,是因為頭痛醒來、有意識地做深呼吸後,動脈血氧飽和度呈現上升的情形。

值的資料。醒著時的動脈血氧飽和度大約維持 80％的水準，但睡眠時的值卻低得令人驚訝，只剩下原本 30 ～ 50％的水準，看到這樣的資料，即可得知高山症在夜晚、睡著的時候比較容易發生或是惡化的原因。

在平地也能看到類似的現象，即最近受到注目、被稱為「睡眠呼吸中止症候群」的疾病。這是因為在睡眠中數次呼吸停止，而讓動脈血氧飽和度值降低的病症；呼吸停止的時間雖然每次僅數十秒，但有的人卻因此使動脈血氧飽和度降低到 65％左右[14]。

這個疾病以男性、肥胖者、中老年人比較容易罹患。起床時心跳率高、白天時頭昏腦脹的人，就有可能是受此病影響，會打呼的人也要特別注意。不難想像罹患此病的病患，會比一般人更容易得到高山症，而且有這樣症狀的人比想像中要來得多，甚至有醫生指出 10％的男性是潛在性的患者，因此在前往高地前，最好先進行這項病症的檢查。

因為睡眠時無法有意識地呼吸，所以對體內的缺氧可說是毫無防備的狀態，正因為這個原因，所以常有人說睡覺時要盡可能到較低的地方，氧氣的使用也要以睡眠時間為優先；另外，關於高山症的預防用藥丹木斯，也有調查結果顯示，它對睡醒時的換氣量不會有任何影響，但對增加睡眠時的換氣量非常有效。

圖 6-36 是筆者在登馬納斯盧峰時，於 4,000 公尺左右（營

---

14 這個疾病有兩種類型，一種是呼吸中樞本身機能低落的類型，另一種是舌根下沉、阻塞呼吸道的類型。

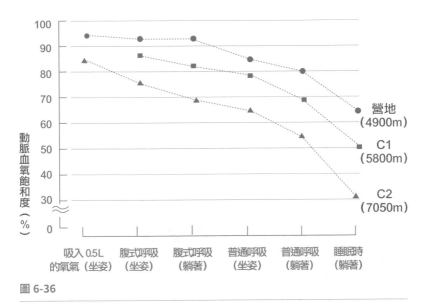

圖 6-36

在馬納斯盧峰的營地、C1、C2，調查採用不同呼吸法、姿勢、睡眠、吸入氧氣，對動脈血氧飽和度值的變化結果。動脈血氧飽和度值雖然會受高度的影響，但即使是在相同的高度，也會因為正在做的事而有很大的差異。

地）、5,000 公尺左右（C1）、7,000 公尺左右（C2）等 3 個營地，針對呼吸法、姿勢、睡眠、吸入氧氣等因素對動脈血氧飽和度有何影響的調查結果。

即使是同樣的高度，也會因為正在做的事而使動脈血氧飽和度有極大的改變，亦即以「吸入氧氣＞腹式呼吸＞普通呼吸＞睡眠」，以及「坐姿＞躺著」的順序變化。

另外從這張圖可得知，在做相同的事時的動脈血氧飽和度值依序為「營地＞ C1 ＞ C2」的順序，但在做不同的事時，這個順序有時也會逆轉。

舉例來說，在 C1 醒著時的動脈血氧飽和度值比在營地睡

眠時來得高。同樣的，在 C2 醒著時的動脈血氧飽和度值會比在
C1 睡眠時來得高；另外，在 C2 坐著進行腹式呼吸的話，其動
脈血氧飽和度值也比在營地睡眠時以及在 C1 躺著做普通呼吸時
來得高；而在 C2 吸入 0.5 公升的氧氣時，其動脈血氧飽和度值
也會高於在營地以坐姿做普通呼吸。

換句話說，藉由在一定的高度保持較高的動脈血氧飽和度
值，對身體來說，滯留高度就像是下降了很多。

B ｜ 步行方式與休息方式

▍配合氧氣量放慢速度

在高地時，步行方式也與呼吸方式一樣，應該將自己當作
是呼吸疾病患者來看待。在進行高地登山時，若是以在低山同
樣的登山速度，體內馬上就會陷入氧氣不足的狀態。麻煩的是，
因為當場只是出現上氣不接下氣的狀況，所以很容易讓人會繼
續逞強登山，但到了當天晚上或隔天左右，就一定會出現嚴重
的高山症。

圖 6-37 顯示的是筆者在攀登珠穆朗瑪峰區域的終點卡拉帕
塔（5,545 公尺）時，心跳率與動脈血氧飽和度值的關係。由圖
可知心跳率越高，動脈血氧飽和度值降得越低。這意味著步行
速度越快，體內的氧氣就越不足。

什麼程度的緩慢步行才是適當的呢？簡單來說，配合氧氣
減少的程度來降低速度即可。也就是當氧氣量降到平地的 2/3、
即 3,500 公尺左右的高度時，登高速度也要降至原本的 2/3。同

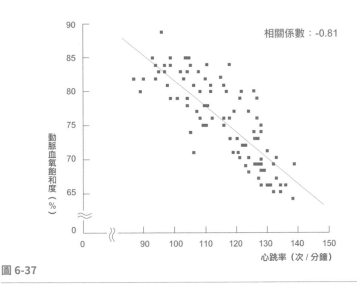

圖 6-37

攀登卡拉帕塔（5,545 公尺）時的心跳率和動脈血氧飽和度的關係。

樣的，當氧氣量降到平地的 1/2、即 5,000 公尺左右的高度時，登高速度就要降到 1/2。當氧氣量降到 1/3、約 8,000 公尺的高度時，登高速度就須降到原本的 1/3。

換句話說，就是把自己當成是呼吸機能只有正常人的 2/3、1/2、1/3 的呼吸疾病患者來步行即可 [15]。

不過，若步行速度變得太慢，也有的人會因為過慢無法取得平衡、而不能順利地步行，在這種時候，除了將速度降到不會難以步行的程度外，也可同時進行「間歇步行」。

所謂的間歇步行，是指反覆進行少量步行後休息的方法。在感到痛苦的時候，大家在不知不覺中都會這麼做，雪巴人也

---

15 不過這些是在完成高地適應之後才需要考慮的事，在尚未完成適應的階段，速度必須要放得比這個方法更慢才可以。

是如此。或許稱不上是技術，但是像「為了能用更輕鬆的方式進行吃力的運動」、或是「與其持續運動，不如穿插一些休息、以間歇性的方式進行比較好」等，都是非常好的生理法則。

▌為了達到緩慢步行的努力

與正確呼吸法一樣，緩慢步行這件事在腦中雖然已經明瞭，但實際執行時卻非常困難。平常已經習慣的低山步行感覺，強烈地烙印在腦海裡，所以在無意識的步行之中，很容易會變成速度過快。

越是年輕有體力的人，或是高地經驗較少的人，就越容易罹患嚴重高山症，這也是因為仗恃著自己的體力，忽略這樣的陷阱而逞強的緣故。步行方式也與呼吸方式一樣，不能在無意識中進行，而是要有意識地進行管理，這是很重要的。

為了進行正確的步行方法，可以從以下幾點努力：

（1）心跳率

20～40 幾歲、有經驗的登山家在低山步行時的心跳率約為140～150 次，但在高地以這樣的心跳率步行，會對身體造成過度的負擔。Hackett 曾經說過，在高地應該要將心跳率控制在135～145 次步行前進。

心跳率因人而異、差異也很大，所以上述的數值只是個基準，尋找符合自己的數值是很重要的；另外，以筆者自身的經驗來說，越是在適應還不充分的階段，越是必須將心跳率壓低步行。但是，在高地測量心跳的話，因為衣服厚重的關係，所

以特別麻煩。因此也推薦下述其他比較方便的方法。

（2）主觀的運動強度

主觀運動強度的使用方法，與在低山時一樣，以「稍微疲累」的速度步行；如果是用「相當疲累」或「非常疲累」的速度步行，即使在當場沒有任何狀況，但當晚或是隔天也會很容易得到高山症。

（3）計算步伐數

上村博道曾經提議，用 1 分鐘的步伐數來決定適當的步行速度。上山時，斜坡地段以 1 分鐘 40 步左右，平坦地段 50 步左右，是最不會得到高山症、並且能舒適步行的速度；因為是簡單又具體的方法，所以利用價值很高。

（4）言語表現

島岡曾經提及：「雖然說在高地以自己全力的 70％步行是最好的狀況，但對新手來說，即使知道要以 70％的力氣步行，卻容易在不知不覺中使出全力，所以指示他們以約 50％（一半）的力氣步行會比較適當。」

另外，原真為了讓步行速度與呼吸量達到協調，所以提出「在高地必須在腳步跨出前先吸足氧氣量，或是以吸足的氧氣量決定前進多少」、「在高地要大口呼吸，並且減緩登山速度」等敘述。

筆者在登卓奧友峰時，同行的雪巴人 P. Tsering 常建議「山本先生，Solo-ri、Solo-ri」。其實他說的應該是「Slowly、

Slowly」，但是用日文發音的「Solo-ri」聽起來會更為貼切。

　　在高地用適當的速度步行，就類似病人以緩慢的速度步行一樣。從那時候開始，筆者在登高山時心中都會邊默唸「Solo-ri」邊往前進。

無法緩慢步行的場合

　　如上所述，在高地激烈的運動是絕對禁止的，必須要用遠比低山更溫和的方式步行。但這樣的考量，有時就算想做也做不到。

　　例如在 8,000 公尺的高峰進行無氧攀登，攻頂時必須持續長時間的嚴酷運動（圖 6-38）。

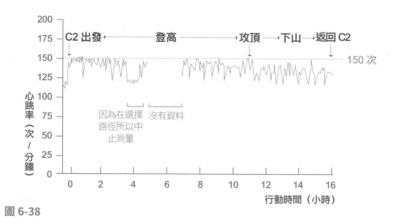

圖 6-38

在卓奧友峰進行實驗登山時，從 7,000 公尺的 C2 營地開始以無氧方式攻頂（8,201 公尺）時的心跳率。登山時是 140～150 次，下山時為 140 次左右，此狀態約持續 16 小時。人類的最大心跳率會隨高度增加而遞減，7,500 公尺的高度約為 120～160 次。因此這個心跳率，幾乎可以說是在這個高度中的最大心跳率，可得知當下正在進行非常嚴酷的運動。

　　另外，在攀岩壁或冰壁的時候，不僅得盡全力運動，連控制呼吸法都辦不到，這就像是要呼吸疾病患者盡全力快跑一樣，可說是所有登山活動中最嚴酷的一種。

　　進行這樣的登山活動，比一般登上高地的人更需要強健的心肺功能；因此，必須在平地充分進行高強度的持久訓練，盡可能強化心肺功能。

C | 飲食方式與飲水方式

　　在低山的飲食與飲水方式曾在第 2 章的 3 ～ 4 節中詳細說明。在高地基本上也是相同的方式，所以這裡僅就補充的部分說明。

飲食方式

　　前面曾經述及，在低山步行，碳水化合物的補給是非常重要的；在高地補給碳水化合物還有以下優點：

　　因為化學性質的緣故，碳水化合物在轉換成能量時，所需要的氧氣比起脂肪要來得少。因此，攝取高碳水化合物，可以節省珍貴的氧氣。

　　另外也有報告指出，如果事先補充碳水化合物的話，肺擴散能力會增加，動脈血氧飽和度會上升，可以減輕高山症的症狀，增加體內的二氧化碳含量（在高地因為呼吸量增加，所以二氧化碳有不足的傾向）。

　　C. Houston 曾經提過，攝取純碳水化合物，與吃普通食物

相比，對身體而言會有滯留高度降低 300～600 公尺的效果。

　　因為高地登山需要花費很長的時間，所以除了碳水化合物之外，脂肪、蛋白質、維生素、礦物質等所有的營養都必須充分補給；但另一方面，由於食慾減退、消化吸收能力降低，或是即使想吃卻沒有充分的糧食等理由，也有無法補充足夠營養的困境。

　　歸納到目前為止的研究及報告，滯留在 5,000 公尺以下的話，體重大多可以維持不變，但若滯留在更高的高度時，就不能避免體重減輕的狀況。一般來說，因為營地都設置在 5,000 公尺以下的位置，所以在這裡充分攝取均衡的營養，而在這之上的高地營地時，則以碳水化合物為主要攝取為佳。在高地紅血球會增加，另外也容易陷入脫水狀態；因此，血液的黏度也會增加，這也是造成運動能力低下、凍傷、血栓的原因。蒜頭（聽說 R. Messner 常食用）、黑豆、酸梅、魚、醋、啤酒、葡萄酒等食物有讓血液黏度降低的作用，所以選擇這些食材會比較好。另外，維生素和礦物質方面，光靠登山用的食糧很難足夠攝取，所以不足的部分可用藥錠補充。

　　因為高山是特殊的狀況，所以必須特別補充的維生素有 E、C、 β - 胡蘿蔔素（在高地中因低氧、紫外線強、激烈運動，所以會產生很多叫作「活性氧」的毒性物質，這些維生素可以阻止其發生）。礦物質方面，補充鐵質（在高地紅血球會增加，而鐵正是製造紅血球的重要成分，尤其女性因為生理期的關係，容易有鐵質不足的問題）是很重要的。另外對日本人而言，總是不足夠的鈣質也是必須補充的。市面上都有販賣鐵片、鈣片等營養品，用這些來補足即可。

▌飲水方式

珠穆朗瑪峰首次攻頂成功的是 1953 年的英國登山隊，他們在攻頂的前一年即派遣學術登山隊到卓奧友峰，以生理學者 G. Peu 為首，進行各式各樣的研究，做好萬全的對策。

這個學術登山隊最大的成就之一，就是將高地水分補給的重要性做了很明確的分析。在高地，因為呼吸量增加，吸入了乾燥的冷空氣，所以比起一般狀況更容易大量流失水分；另外，因為腹瀉而引起脫水的狀況也很常見；根據他們的報告指出，包含餐食中的水分，一天必須補充 4 公升的水分。

與食慾一樣，飲水慾望也會跟著減退；因此，若不是非常刻意地飲水，一天 4 公升的水分補給其實相當困難。

是否有充分補給水分，可由是否有清澈且大量的尿液來判斷，喜馬拉雅救難協會曾經提出一天的水分補給量，應該相當於一天尿量至少有 1.5 公升的程度。

另外，補給水分時不要飲用冷水，而是補給溫熱的茶或果汁之類會比較好。

▌必須要有好的指導者

到目前為止，針對 4 種類的高地技術（呼吸方式、步行方式、飲食方式、飲水方式）的進行方式做了說明。一言以蔽之，就是將無意識中進行「低山方式」的各項登山技術，轉換成有意識進行的「高山方式」，然後盡可能熟練到可以在不知不覺中進行的地步。

　　但是，要實踐這些事情是非常困難的，常常會出現「雖然自認為很正確地在執行，但實際上卻不是如此」的狀況。

　　例如，筆者在登卓奧友峰時，有好幾次在行動中被小西浩文以及雪巴嚮導 P. Tsering 提醒要放慢速度，雖然自己有意識地在遵循，但結果速度還是太快了。

　　另外，在水分的補給上，雖然自己也意識到要多攝取水分，但實際上只是將嘴巴對準瓶口，幾乎沒有飲用，這一點也常被提醒。

　　對高地登山的新手來說，要將長年習慣使用的低山登山技術轉換成高地登山技術是非常困難的一件事。因此最好先有「即使熟讀本書，腦袋中清楚地記住要點，在第一次登山時也通常無法正確地執行」的認知。筆者認為，高地登山時，在當地有好的指導者實地指導，比任何事都要重要。

BOX │ 遠征後的重建

　　進行長期間的高地登山後，體重常會減少。這時不只是脂肪量降低，連肌肉量也會減少。這是因為在高地無論如何用心地補充營養，也無法阻止蛋白質的分解。

　　歸國後如果不做任何訓練，只是不停地進食的話，只會增加脂肪，而不會增加肌肉；每天不停重複這樣的狀況，最終就會變成肌肉量少、脂肪量多的肥胖體質。

　　這剛好和過度減重後，身體反動而產生過食現象，最終造成復胖的「溜溜球減重效應」一樣，像這樣造成體型變化，登山能力降低、登山壽命減少的登山專家不在少數。

　　遠征回來後，要像比賽結束後的拳擊選手一樣，邊考量營養及體力訓練，邊花費數月時間讓身體慢慢地恢復。此即為「重建」。

　　重建中肌力尚在低落的狀態，做像以前一樣的強烈運動（攀岩或重量訓練等）的話，會產生意想不到的運動傷害（肌肉撕裂、筋斷裂、脫臼、關節障礙等），必須特別注意。

　　另外，中高年人士與年輕人不同，一旦失去肌肉，要重新練回來非常困難，所以不要讓肌肉減少太多是最重要的事。

　　在 60 歲過後開始挑戰喜馬拉雅山 8,000 公尺以上山峰的平田恒雄（2004 年春天以 65 歲之齡登上卓奧友峰）曾說，他 63 歲出發前往加舒布魯 II 峰時，出發前可以做垂吊單槓 20 次，歸國後卻僅能做 5 次左右，然後隔年在前往南迦帕爾巴特峰前雖然恢復到可以做 8 次，但歸國後又減少到只能做 6 次而已。

| 7 |
珠穆朗瑪峰無氧攀登的可行性

　　要說高地登山的頂點，應該就是以無氧攀登方式登上珠穆朗瑪峰吧。自 1978 年 R. Messner 與 P. Habler 初次攻頂以來，成功登頂的人數雖然不斷增加，但登頂的困難度卻一點也沒有改變，特別是對日本人而言，僅只有 6 人攻頂成功，其中有 2 人在下山途中死亡。本章將以總結的角度來探討這個問題。

A ｜ 實驗室中的珠穆朗瑪峰無氧攀登

　　對高地登山來說，導致身體機能低下的最主要原因為低氧的環境；但除此之外，寒冷、乾燥、強風、劇烈運動所引起的疲勞、惡劣生活環境而導致欠缺休息與營養、精神上的壓力等各式各樣的原因都會對身體造成影響；因此，雖然到目前為止有很多以實際登山活動為對象的研究，但單純就低氧的環境究竟有多少程度的影響，仍然是一個未解的課題。為了解決這一個疑問，1985 年美國的 C. Houston 等人進行一項名為「第二次珠穆朗瑪峰作戰」的大規模實驗，讓 8 名志願者在低氧室中滯留 40 天，參考以前高地登山的計畫，每天慢慢將氣壓降低（意即高度往上升），製造出無氧登上珠穆朗瑪峰的模擬狀態（圖 6-39）。

　　這個實驗的目的，純粹只是要知道低氧會造成什麼樣的影響。因此，低氧室內調節成舒適的溫度（23℃）與濕度（72～82％），可以自由取用喜歡的食物和飲料，運動及娛樂（讀書、

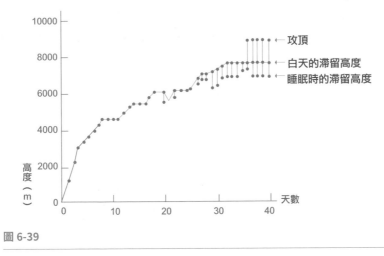

圖 6-39

在第二次珠穆朗瑪峰作戰實驗時的氣壓（高度）變化。

看電視、聽廣播、講電話等）也可照自己喜歡的方式進行。

　　這個實驗結果，對有志登上珠穆朗瑪峰的人以及對所有從事高地登山的人都非常有參考價值，以下就重點部分介紹。

▌試驗者

　　從 60 名以上的志願者中選出 8 位男性試驗者（**表 6-7**）。全員雖說都是健康的運動型人物，但也並非體力特別優秀的人，而且也不一定擁有登山經驗。8 名中有 2 名在相當於 5,000～7,000 公尺的高度時失去意識，被迫退出。有趣的是這兩位的最大攝氧量都在 60 毫升前後，在所有試驗者當中是最大的；另一方面，最大攝氧量在 40 毫升左右的試驗者，達成了到珠穆朗瑪峰山頂的高度，而且還能運動。可得知最大攝氧量值的大小與高地的

試驗者	年齡（歲）	身高（公分）	體重（公斤）	最大攝氧量（ml/kg・min）	過去的運動經驗	備註
1	27	196.8	100.9	41.8（Average）	滑雪、水肺潛水、鐵人三項（選手）、沒有登山經驗	到達山頂
2	28	182.8	75.2	43.9（Average）	長跑（選手）、登山經驗 13 年（最高登上 6200 公尺）	到達山頂
3	27	191.1	85.2	51.8（Very good）	充分的登山經驗（最高登上 7300 公尺）、滑雪、100 英里跑步（選手）	到達山頂
4	21	174.0	58.5	59.7（Very good）	滑雪、跑步、格鬥技、登山經驗少（到 4300公尺為止）	在 7600 公尺時失去意識，退出實驗
5	31	182.1	84.6	49.7（Very good）	跑步與滑雪選手、健康運動、山岳救難隊員、廣泛的攀岩經驗（到達 4300 公尺）	到達山頂
6	27	178.7	73.0	63.3（Excellent）	長距離的自行車與跑步（選手）、沒有登山經驗	在 5500 公尺時失去意識，退出實驗
7	29	171.4	76.6	58.1（Very good）	鐵人三項與馬拉松（優秀選手）、廣泛的登山經驗（登過多次 6000 公尺以上的高山）	到達山頂
8	26	175.5	73.5	43.1（Average）	自行車與跑步選手、自助旅行與露營經驗豐富、沒有登山經驗	雖然有到達山頂，但因為只能做輕微的運動，所以無法測量最大攝氧量

表 6-7

參加第二次珠穆朗瑪峰作戰的試驗者。

適應力強弱沒有必然的關係。

比起高地適應力的強弱，不如說與登山經驗有更密切的關係。8 名中的其中 4 名有很多的登山經驗，他們全員在到達山頂後還可以做運動。另外的 4 名是完全沒有登山經驗或登山經驗很少的人，其中到達山頂時還可以做指定運動的人只有 1 位，有 2 名如前所述，在 5,000～7,000 公尺左右的高度就已經退出，另一名雖然有到達山頂，但只能做輕微的運動。

高山症的出現方式

當高度上升到 5,200～5,500 公尺左右時，全員都深受頭痛所苦，但到了 7,000 公尺左右時頭痛卻平緩了；以 7,000 公尺為界線，在這高度以下，以生理上的痛苦所衍生出來的障礙為主；在這高度以上，這樣的痛苦變成潛伏在陰暗處。這與多數登山家的報告也很一致。

另外，隨著高度上升，喉嚨會出現嚴重的口渴、劇痛、乾咳等高地登山常見的症狀。這些症狀到目前為止都被認為是因為吸了高地冷冽乾燥的空氣所引起，但這次實驗中發現，在溫度、濕度都調節在很舒適的低氧室中也會發生。

每天全員都自發性地運動 2～3 小時，但過了 7,000 公尺後，因為變得沒有力氣而不想運動，對讀書等娛樂活動也變得興趣缺缺，在床上閒躺的時間變多了。

這是因為過了 7,000 公尺後精神機能衰退、產生無力感，這也和很多登山家的經驗一致。不過，就算有這樣的狀況，只要進行一些運動即可恢復正常，而且做運動，除了自己本身感覺

身體狀況變好外，旁人也會覺得運動者的身體變得比較好（即使在珠穆朗瑪峰頂上也不例外），在高地與其一動也不動，不如有意識地做些輕微的運動，會讓身體狀況變得較佳。

在 3,000 公尺左右時，全體都出現了睡眠障礙，因為頭痛、喉嚨痛、週期性呼吸[16]的影響，容易在睡夢中醒來；過了 7,000 公尺以後，因為睡眠障礙的情況變得更加嚴重，決定在睡覺時將高度降低 400～500 公尺；到了最後一週，白天設定在 7,600 公尺，看狀況開始作攻頂的準備，晚上則在 7,000 公尺的高度入眠；在這個階段，睡眠中的動脈血氧飽和度有時也會降到 50％以下。

飲食方面，只要是試驗者想吃的東西都會提供，但即使如此，隨著高度上升，很容易就會喪失食慾，全員的體重都有減輕的狀況（表 6-8）。

以往，認為在高地登山中體重減輕，是因為沒有辦法充分補充食物的緣故，但由實驗結果來看原因：1 天的能量攝取量在實驗開始後（低地）隨即測量的平均值為 3,136 大卡，但在攻頂時卻變成了 1,789 大卡，降低了 42％之多。實驗結束後，試驗者的體重平均減輕了 7 公斤以上，流失體重中的 1/3 是脂肪，2/3 是去脂組織（幾乎都是肌肉）。

▌在高地的運動能力

從 7,600 公尺的高度開始進行「攻頂」。如表 6-7 所示，除了中途退出的 2 人外，其餘的 6 位最後都總算到達山頂，在那

---

16 又稱為「陳施氏呼吸」（Cheyne-Stokes respiration），因為低氧的影響，週期性地重複「沒有呼吸」與「激烈呼吸」間的狀況。

高度 (m)	實驗日	體重 (公斤)	最大運動負荷 (公斤)	最大呼吸數 (次/分鐘)	最大換氣量 (L/分鐘)	最大心跳率 (次/分鐘)	最大攝氧量 (ml/kg·分)	動脈血氧飽和度(%)
0		84.5	6.1	58	177	175	49.1	97
3790	第 5 天左右	82.5	5.2	66	201	165	35.6	72
6100	第 20 天左右	79.6	3.2	64	192	136	27.9	59
7450	第 30 天以後	78.6	2.7	68	187	133	21.6	48
8848	第 35 天以後	77.3	1.7	63	185	127	15.3	35

表 6-8

5 名試驗者，在各高度進行最大運動時的身體機能狀態（平均值）。運動方式是使用固定式腳踏車，踏板的速度規定在每分鐘 60 下，慢慢增加運動負荷（踏板的抵抗：公斤）的方式進行。這個表所顯示的數值，是在進入疲累不堪狀態前的 1 分鐘所記錄的最大能力值。

邊滯留數小時，並可以做一些運動（但是有 1 名只能做較輕微的運動）。

　　以前，大家都預測在珠穆朗瑪峰山頂上光是求生存就必須盡最大的努力了，更遑論進行積極性的運動。但從這次的實驗中，證明即使在珠穆朗瑪峰頂上，較多數的人是可以做到某種程度的運動的。

　　表 6-8 是在包含珠穆朗瑪峰山頂的各高度中，盡最大努力運動後所得到的生理上的數據。雖然也有像呼吸機能（呼吸數與換氣量）一樣，即使高度增加也沒有降低，但最大運動負荷、最大心跳率、最大攝氧量、動脈血氧飽和度等數值，都是隨高度增加而大幅降低。其中動脈血氧飽和度降低至 35％，以平地

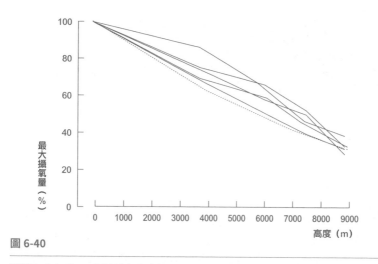

圖 6-40

隨著高度上升，5 名試驗者最大攝氧量降低的狀況（實線）。虛線表示氣壓的降低。

的急救醫療基準來看，這已經是致死的程度；但因為已經完成高地適應，所以即使在這樣的惡劣狀態中仍能生存。

　　圖 6-40 是表示隨著高度上升，每個人的最大攝氧量值降低的狀況。最大攝氧量指的是全身耐力運動的能力，亦即表示登山能力的指標。從這張圖中可以得知，隨著高度上升，登山能力會跟著降低。

　　如果將 0 公尺的登山能力視為 100％的話，3,790 公尺時的平均值為 73％、6,100 公尺時為 57％、7,450 公尺時為 44％，到達 8,848 公尺時平均值已降低到 31％；可知在珠穆朗瑪峰山頂附近，即使是像實驗時那樣理想的環境，也只能發揮平地三分之一的運動能力。

　　用別的例子再做一次說明。最大攝氧量會隨年齡增加而降低，降低的程度是以 20 歲為最巔峰期，每增加 1 歲大約降低 1％

左右。例如 60 歲時，最大攝氧量大約降低 40％，只能發揮 20 歲時的 60％的能力而已。

像這樣的思考方式，將「隨著高度上升、最大攝氧量降低」的這件事，替換成「隨著年齡增加、最大攝氧量降低」來看的話，20 歲的人在 3,790 公尺時就等同於 47 歲、到 6,100 公尺時為 63 歲、到 7,450 公尺時為 76 歲，到 8,848 公尺時只能發揮 89 歲老人的能力。

圖 6-40 是表示到了超高海拔時，人體的運動能力就會極端地降低。不過，也有如下所述的不同見解，在這張圖中，也同時有表示出隨著高度上升的氣壓變化（虛線），請與最大攝氧量降低的線（實線）一起觀察。

山頂上的氣壓（即氧氣的量）約是平地的 32％，進行最大攝氧量測試後結果約為平地 31％的能力；換句話說，人體只能配合珠穆朗瑪峰山頂的氧氣量，發揮和環境相符的運動能力。因此這張圖只要改變思考方式，也意味著人體對於低氧環境的適應能力其實是非常優秀的。

BOX ｜無氧攀登與閉氣潛水

前言中曾經提及，第一位以無氧攀登方式成功登上珠穆朗瑪峰山頂的 R. Messner，其最大攝氧量只有 48.8 毫升而已。有趣的是 J. Mayol、U. Pellizzari 等不使用氧氣瓶、在 100 公尺以下深海中潛水（稱為「閉氣潛水」）的潛水員，他們的最大攝氧量也大約在 40 毫升左右。像這樣挑戰極度低氧世界的人，但最大攝氧量卻是意外的低，這是為什麼呢？

　　潛水員在潛入 100 公尺以下的深海時，因為只是抱著重物往下沉，一動也不動的話幾乎不會使用到氧氣。但因為在水中完全無法獲取氧氣，為了可以在水裡多待好幾分鐘，他們仍必須努力使自己盡量不要使用氧氣。因此，他們參考瑜珈或是坐禪的方式，將身體徹底地放鬆，盡量不隨意使用氧氣。

　　而高地登山又是什麼樣的狀況呢？在 8,000 公尺以上的高地，氧氣大約降到約平地的 1/3，在這樣的地區每走幾步就得休息、只能慢慢地行進。這個姿勢從旁人看來，就像是 100 歲的老人在走路般，而這時消耗的氧氣也沒有那麼多。換句話說，無氧攀登以及閉氣潛水雖然艱辛，但由於所進行的運動本身其實相當輕微，因此氧氣的消耗量也很少。

　　所謂的最大攝氧量，是指盡可能多儲存氧氣、使之能多做一些運動的能力。這樣的能力在氧氣充足的平地，只有在與他人競爭（亦即比較能量發揮的時候）時才顯得重要。但在氧氣稀少的超高海拔區域以及完全沒有氧氣的大海中，並不需要這樣大量消耗型的運動能力。不如說，需要的是盡可能以少量氧氣完成運動的能力，以及讓身心放鬆、不浪費氧氣的能力。總而言之就是徹底節省能量的能力。筆者認為 R. Messner 與潛水員的最大攝氧量並不太高，應該也是這個原因。

　　有關節省能量型的體力，也可以與如何讓老人、病人或是一般人能更舒適地生活相連結。探討極限高地登山的這個主題，意外地和我們日常生活也有所關聯。

B ｜ 實際以無氧方式登上珠穆朗瑪峰的可能性

以無氧方式登上珠穆朗瑪峰是大部分高地登山家的夢想，但這其實是非常艱難的課題。

即使同樣是 8,000 公尺級高峰的無氧攀登，未達 8,500 公尺高度的山岳到目前為止已經有很多人攻頂成功，但目前為止，8,500 公尺以上的山岳成功攻頂的案例則非常稀少。前文中雖然說明在 4,000 公尺及 6,000 公尺左右會出現高度的障礙，但是也有很多登山家認為在 8,300 公尺附近也會有高度障礙。

從第二次珠穆朗瑪峰作戰的實驗結果中，能得到什麼攀登珠穆朗瑪峰的啟示呢？

C. Houston 的見解

C. Houston 在低氧室外面觀察在「山頂」進行運動的試驗者後，做出了以下的評論：

「他們的身體狀況的確不像在海平面時一樣的好，也不像是在山中滯留數個月的登山隊員一樣已經充分地適應；但即使如此，卻出現了還不算壞的結果，如果不能證明這一次的試驗者都是超人的話，無氧登上珠穆朗瑪峰的人與其他人最大的差異，與其說是肉體上的不同，不如說是在意志、熱情與勇氣多寡上的差異。」

雖然是較保守的表現方式，但是 C. Houston 認為即使沒有擁有超人的肉體，也是有可能以無氧方式登上珠穆朗瑪峰的。

不過，實際登珠穆朗瑪峰時，低氧之外還有低溫、乾燥、

強風、積雪、激烈運動、惡劣的生活環境、恐懼感等各式各樣
的壓力；因此，有與模擬登山實驗無法相比的痛苦等待克服。

　　舉例來說，暴露在低溫與強風之中，體溫會降低，導致體
內缺氧問題更加嚴重；厚重的積雪以及迎面的強風會讓運動量
倍增，這樣激烈的運動不只會讓身體疲勞，也會導致體內的氧
氣不足。

　　而且疲勞與氧氣不足的狀況，也因為結束一整天登山活動
後的居住環境相當惡劣而難以恢復；再加上乾燥與激烈運動會
造成脫水，要充分補給水分與攝取營養都很困難。

　　但是，只要盡可能排除這些不利的因素，盡量將壓力的原
因局限在只有低氧的因素下的話，無氧登上珠穆朗瑪峰的可能
性比起現在大家所想像的還要來得大。

▌筆者的見解

　　最後是筆者自己的觀點。未達 8,500 公尺高度的山頂與珠穆
朗瑪峰山頂的氣壓並沒有太大的差異；因此，無氧攀登包括珠
穆朗瑪峰在內的海拔 8,000 公尺以上的山峰，之所以比攀登海拔
8,000 公尺以下的山脈要困難得多，與其說是因為氣壓的差異，
不如說受下述因素的影響更大。

　　那就是被瑞士的登山家、同時也是醫師的 E. WisDunant 稱
為「死亡地帶」、在 7,600 公尺以上高度的滯留時間長度。若要
以無氧登上 8,500 公尺以下的山岳，必須在 7,600 公尺以下的高
地設置最後的營地，才可在一天之內往返山頂與營地之間；但
如果是以無氧攀登 8,500 公尺以上的山岳，就必須在死亡地帶中

紮營，往返需花費 3 天的滯留時間。

這樣長時間的滯留，對多數的人來說，應該都是難以忍受的壓力。第二次珠穆朗瑪峰作戰的試驗者從 7,600 公尺開始一鼓作氣攻上珠穆朗瑪峰頂，在那邊短暫運動後，馬上就回到 7,600 公尺的高度，晚上則在 7,000 公尺的高度過夜；換句話說，在死亡地帶停留的時間只有數小時左右。

由於在動脈血氧飽和度降低的睡眠期間，下降到 7,000 公尺的高度就寢，而且攻頂時也並不是步行般地上下活動，所以幾乎沒有受到因運動所引發的疲勞以及缺氧等影響。

由此可知，從高度較低的地方出發，盡可能在短時間內（而且在不會疲勞的狀態下）往返山頂，是成功無氧登上珠穆朗瑪峰的關鍵。

在 1986 年僅用兩天時間、成功以無氧方式登上珠穆朗瑪峰的 E. Loretan 和 J. Troyes，就是以這樣的方式進行攻頂，他們用飛快的速度登山、下山，將在死亡地帶的滯留時間降到最少。而且若在這種超高海拔區域睡著的話，遑論休養，更可能會使身體狀況變壞，所以他們採取不睡眠、只休息的方式。

不過，要先強調的是，像這樣的快速登山，必須是有超強的基礎體力、天生的資質、充分的高地適應，以及天候和積雪等自然條件[17]都很配合的情況，這些要素缺一不可，絕對不是任何人都能達成的。

---

17 珠穆朗瑪峰山頂的氣壓，夏天較高、冬天較低（與富士山相同）。因此比起冬天，夏天攻頂在「生理上的高度」會比較低。R. Messner 的無氧單獨攻頂，以及 E. Loretan 和 J. Troyes 的無氧快速攻頂，都是在氣壓最高的夏天（雨季）時進行。

高地登山、健行用的體能狀態管理表

記錄早上起床時的場所與高度	日期				
	場所				
	高度				
	天氣				
	行動概要				
	備註				
血氧濃度計 1	SpO$_2$（％）				
	PULSE（次／分鐘）				
血氧濃度計 2	SpO$_2$（％）				
	PULSE（次／分鐘）				
AMS 評量表	A 頭痛				
	B 消化器官症狀				
	C 疲勞倦怠				
	D 暈眩重心不穩				
	E 睡眠障礙				
	A～E 小計				
	F 病痛感				
	G 活動能力				
	H 排尿				

AMS 評量表

關於今天的健康狀態，從 A～H 項目、自己判斷符合 0～4 的 5 階段中的哪一個，並將號碼填入表中。

A. 頭痛

0：完全沒有
1：輕微頭痛
2：中等程度的頭痛
3：強烈的頭痛
4：從來沒有過的嚴重頭痛

B. 消化器官症狀

0：食慾良好
1：沒有平常的食慾
2：反胃沒有食慾
3：強烈的反胃，完全沒有食慾
4：強烈的反胃、嘔吐，無法進食

C. 疲勞／倦怠

0：完全沒有
1：有一點感覺
2：很明顯的感覺
3：非常強烈的感覺
4：疲憊不堪，重度倦怠

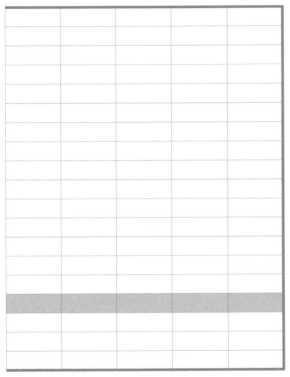

「AMS 評量表」是在當天傍晚回顧一天的狀況後，填入 0～4 的數值。

◎ 為了正確的評價，請遵守下述的注意事項：

【血氧濃度計 1】起床後，不離開睡袋，測量「重現睡眠時的狀態」（請在起床後馬上測量，並於身體動作、深呼吸前測量）。

【血氧濃度計 2】起床後經過 10 分鐘以上，在靜止的狀態下（例如喝過茶後），以坐姿進行測量。另外，請避免在此時深呼吸，也不要在動作後還在喘息時測量，盡量在靜止狀態下測量。

* 每一種測量都以 1 分鐘左右的時間，之後填入平均值（以目測即可）。另外這些數值，在深呼吸和腹式呼吸時會有較大的變化，所以在測量時，請留意要以「平常的呼吸」進行。

D. 暈眩／重心不穩
0：完全沒有
1：有一點感覺
2：很明顯的感覺
3：非常強烈的感覺
4：相當嚴重的感覺

E. 睡眠障礙（填寫昨晚的狀況）
0：完全沒問題，熟睡
1：有醒來幾次
2：醒來好幾次，不太睡得著
3：幾乎沒有睡
4：很嚴重，完全沒有睡

F. 病痛感
0：完全沒有
1：有一點感覺
2：很明顯的感覺
3：非常強烈的感覺，身體不舒服
4：好像快要死了

G. 活動能力
0：與平常沒有兩樣
1：減低一點
2：很明顯的減低
3：很嚴重的減低
4：什麼都無法做，一直躺著

H. 排尿
0：與平常沒有兩樣，顏色清澈
1：有點難解出來，顏色有一點深
2：不好解出來，顏色很深
3：很難解出來，顏色也非常深
4：幾乎解不出來，顏色接近紅色或茶色

後記

　　本書是由 1996 年 5 月～ 1997 年 8 月在《岳人》雜誌連載 16 回的文章為基礎增添、修正而成。原本計畫在連載結束後馬上發行單行本，但因為陸續做了各式各樣的實驗、出現新的數據，所以就耽誤了出版，而且還延遲許久。

　　提出假設、做實驗、證明，做研究就類似登山一般，彷彿在沒有清楚路徑的岩山、灌木叢、雪山中，邊尋找路徑、邊以山頂為目標前進時的樂趣。我在這 10 年間邊登山、邊研究登山，所以擁有兩倍的幸福。現在回顧過去，有種在沒有路徑的大山脈中探險的感慨。同時，我所走過的路徑還只是少數而已，大部分都還是未知的世界，關於這點也有深切的沉痛之感。

　　未知的部分，希望今後能夠繼續研究。另外，本書已經闡明「我自己認為」的部分，也藏有錯誤的可能性，若讀者有任何意見、疑問等，請不吝賜教。

　　在本書完成後，我有了一些新的感受。第 1 ～ 4 章中討論的是一般登山，就像是在思考一般人為了健康的運動；第 5 章的攀岩則像是思考著競技運動選手的運動；第 6 章的高地登山，也像是在思考老人或病人的運動。大抵上有這種感受。登山與身體的關聯，則以人體實際進行的各式各樣運動來做探討；就某種意義來說，也是希望這個領域的研究今後能夠更加蓬勃地

發展。

　　本書的完成，受到各方無數的幫忙。首先要感謝的是，因為登山而認識的眾多友人（很遺憾的，在這段期間也有許多人過世了）。不僅是在本書直接登場的人，還有近 30 年來與各方人士一起攀登了各式各樣的山、聽到的有趣話題，都成了製作本書的架構。

　　尤其是大學時代在運動生理學啟蒙我的宮下充正教授（東京大學名譽教授）、吸引我對登山運動生理學感興趣的島岡清教授（名古屋大學教授），以及教會我什麼是登山、研究和人生的登山家原真醫生（原醫院院長）等 3 位恩師，由衷地感謝。另外《岳人》雜誌總編輯的永田秀樹先生，在連載的階段就認同了本書的意義、不間斷地鼓勵我，還有銅冶伸子女士與山本亮先生、中園隆夫先生，都在連載、出版時受到他們的關照。

　　我每次前往登山、享受樂趣的時候，周圍的人都會很擔心，造成他們的困擾，這些人多到數也數不清，僅在此致上最深的歉意，尤其要感謝我的雙親和妻子。本書附上我的誠摯感謝，獻給最擔心我的妻子與兩位女兒。

2000 年 4 月 28 日
於妻子的生日　著者

（舊版書名：登山前一定要知道的事）

登山體能訓練必備百科
登山の運動生理学百科

作　　　者	山本正嘉
譯　　　者	許懷文

副 社 長	陳瀅如
總 編 輯	戴偉傑
主　　編	李佩璇
特約編輯	李偉涵
編輯協力	邱子秦
行銷企劃	陳雅雯、張詠晶
內文排版	李偉涵
封面設計	謝捲子 @ 誠美作
印　　製	漾格科技股份有限公司

出　　版	木馬文化事業股份有限公司
發　　行	遠足文化事業股份有限公司（讀書共和國出版集團）
地　　址	23141 新北市新店區民權路 108-4 號 8 樓
電　　話	(02)2218-1417
傳　　真	(02)2218-0727
郵撥帳號	19588272 木馬文化事業股份有限公司
法律顧問	華洋法律事務所　蘇文生律師

三　　版	2024 月 5 月
定　　價	420 元
I S B N	9786263146693（平裝）
	9786263146716（EPUB）
	9786263146723（PDF）

國家圖書館出版品預行編目 (CIP) 資料

登山體能訓練必備百科 / 山本正嘉著；許懷文
譯 . -- 三版 . -- 新北市：木馬文化事業股份有限
公司出版：遠足文化事業股份有限公司發行，
2024.05
352 面 ;14.8×21 公分
譯自：登山の運動生理学百科
ISBN 978-626-314-669-3(平裝)
1.CST: 高山醫學 2.CST: 登山
412.84　　　　　　　　　　113005193

TOZAN NO UNDO SEIRIGAKU HYAKKA by Masayoshi Yamamoto
Copyright © 2000 Masayoshi Yamamoto
All rights reserved.
Original Japanese edition published by The Tokyo Shimbun.
This Traditional Chinese language edition is published by arrangement with
The Tokyo Shimbun, Tokyo in care of Tuttle-Mori Agency, Inc.,Tokyo through
Bardon-Chinese Media Agency, Taipei.
Complex Chinese translation copyright © 2024 by Ecus Cultural Enterprise Ltd.